発達障害の改善と予防

家庭ですべきこと、してはいけないこと

澤口俊之

家庭ですべきこと、してはいけないこと

発達障害の改善と予防

はじめに

発達障害は改善も予防もできる——この当然なことが本書の主題です。ただし、発達障害の改善と予防は、８歳未満でないと難しいので、本書は主に幼少期のお子さんをお持ちの方、あるいはこれから出産しようとしている方向けのものです。

私は脳科学者です。発達障害は明確な脳機能障害ですから、脳科学で最も適切に扱えますし、発達障害が改善も予防もできるという科学的証拠はたくさんあります。そして、実際、私は何人もの「障害児」の改善に成功してきました。そうした多数の科学的証拠と私自身の脳科学的実践を踏まえて、とくに親ごさんに向けて書いたのが本書です。

「ある科学論文の質はタイトルをみれば分かる」という経験則が（多少極論とはいえ）科学の世界ではあります。そして、タイトルだけでその論文のエッセンスと結論が分かるのが、良質な論文です。

本書は論文ではありませんが、同じことが言えます。本書の内容はまさにタイトル通りです。つまり、タイトルに内容が凝縮されています。発達障害は改善も予防もできますし、そのために家庭ですべきこと、してはいけないことがあります。逆に言えば、家庭ですべきことをして、してはいけないことをしなければ、発達障害は発症しないか、発症しても症状が軽くなります。もちろん、改善もできます。

本書ではこうしたことをあくまでも科学的に、ただし、なるべく平易に（具体的な改善例も多少交えて）日常的にできることを中心に書いています。タイトル通りの内容で、良質な本の典型だと自負しています。

とはいえ、数年前なら本書は書かなかったと思います。少なくとも脳科学の観点では、発達障害が改善できることも予防できることも当然すぎることなので、あえて書くまでもないと思っていたからです。

もちろん、「発達障害は生まれつきなので、改善などできない」という「常識」が以前からあることは私も知っていました。しかし、これは非科学的な説にすぎませんから、やがては消えてゆくと思っていました（ロジック自体が破綻していて意味不明ですし）。

そんな、やがては自然消滅するだろう言説をあえて正すような本を書くことなど、無意味です。そして、無意味なことはしたくない、しない、というのが科学者の性《さが》です。そんなことにリソースを割くよりも、発達障害の改善を実践した方が有意義のはずで、実際に、そうした改善を私は以前から何年も続けてきました。そして、まさに当然ながら、多くの「障害児」で改善に成功してきました。

発達障害の改善に関わる営為を、私は「教育相談」と称しています。その教育相談を続けてきている過程で世間的に（科学的にではなく）分かってきたことが大きく二つあります。「発達障害は生まれつきなので、改善などできない」という誤解がいつまでたっても消えないこと、そして、発達障害をめぐる混迷が年々深まってきていること、です。

物事の重要性や不安の大きさに比例して多様な意見や情報が増える、という原理があります。しかも今はネット社会です。発達障害は「激増」していて、大きな社会問題になっていますし、発達障害には不安がつきものです。本や雑誌ではもちろんのこと、ネット上でも発達障害をめぐる雑多な意見や情報が増え続けているのは無理からぬことです。また、発達障害の増加を「ビジネスチャンス」と考えて「商売」にしようとする人たちや業者も増えているように見えます。

こうなってくると、「障害児」をお持ちの親ごさんたちは混乱して、何が正しく、何が間違っているのか、ますます分からなくなってしまうでしょうし、不安も助長されてしまいかねません。端的に、「発達障害は生まれつきなので、改善などできない」という常識が根強くある一方で「○○で発達障害は治る」とか「わが子は△△で改善した」といった雑多な逸話的情報が増えてくれば、「障害児」をお持ちの親ごさんたちが混乱するのは仕方ありません。

発達障害の「治療薬」の販売数も世界的に（日本でも）増えていますから、「薬で治る」と思う人も、薬物を処方する医療行為も、増えています。「薬で治るなら、『生まれつきなので、改善などできない』という常識はウソなのか？」という疑問が自《おの》ずと出て来るでしょうが、その疑問を医師にぶつけても「薬で根治はできません」と言われてしまう……。

発達障害をめぐる問題はまさに混迷の一途です。私の行っている「教育相談」を踏まえても、混乱して困り果てている親ごさんたちが年々増えていることは明らかです。

こうした状況では、「間違った常識は自然消滅していくだろう」と呑気《のんき》に構えているワケにはいかないことも、また、明らかです。しかも、「生まれつきなので、改善などできない」という常識と矛盾する行為によって、改善が難しくなるケースまで増えてきている始末です。つまり、発達障害の「非科学的な改善法」をお子さんに適用してしまい、改善が困難か「もはや手遅れ」といったケースです。

私にしても「これではマズい」という思いが深まって、発達障害に関する「正しい知識・言説」をブログで時々書いてネット上で公開してきました。しかし、そんなブログなど膨大で雑多な情報の中に埋没してしまいます。ブログの性質上、体系的な話をするのも困難です（私のブログの更新は異様に遅いですし……）。

かくして、「ここは、本を書くしかないだろう」、そう決意して、数か月間かけて書いたのがこの本です（何とかしなければ、という強い思いがあったので、久しぶりに集中して執筆したものです）。

まえがきが多少長くなりましたが、本書で強調しているのは（話題は多岐にわたっているワリには）ごくシンプルです。

発達障害は脳機能障害であり、低下ないし障害されている脳機能を適切な方法で向上させれば発達障害は改善できる、ということです。「適切な方法」を日常的にすれば改善のみならず「予防」も（当然ながら）できます。

発達障害には様々な症状や診断名があるのは事実ですが、脳科学的にはごくシンプルで、すべての発達障害を「脳機能障害」として扱えます（本書でもそうしています）。そして、「発達障害は脳機能障害である」という本質を踏まえれば、混迷したり悩んだり心配したりする必要はありません。この本質さえしっかり押さえれば、科学的な改善法も予防法も自ずと出てくるからです。しかも、家庭で日常的にできる方法です（そうした方法を私は「教育相談」の現場では相当に重視していますし、本書でもそうです）。

私は以前から「これだけで十分」ということを強く意識してきました。科学というのはそもそも「根本的な原理・本質」を探究しますから、科学者は何ごとに関しても「これだけで十分」ということを目指します。

本書にしても、「発達障害に関する現実的な諸問題の対応にはこれで十分」という思いで、書きました。ただし、発達障害の本質上、8歳未満の幼少期を主に扱っています。本書は専門書ではないので、専門的な問題や議論はあえて簡略化していますが、発達障害をめぐる現実的な問題、とくに改善と予防に関しては本書だけで十分だと思います。実際問題として、発達障害に悩んでいる方々にとっては、まさに本書のタイトル通りのことをきちんと分かれば十分なはずです。

やはり、本書は「良書」だと思います。「障害児」をお持ちの親ごさんたちにはもちろんのこと、発達障害に関わっている色々な方々にも是非とも読んで頂きたいと（私的にはかなり真剣に）思っています。そして、もちろん、発達障害をめぐる混迷や苦悩が本書によって一掃されることを願っています。

他の雑多な話や情報は無視してＯＫですので、ともあれ本書を読んでみて下さい――少しリキが入り過ぎていますが、それくらい一生懸命に書きましたし、内容的にはこれで十分だと自負しています（くどいですが）。

目次

はじめに 2

1章 発達障害の本質と改善……13

発達障害改善の例 14
事例1「重度の広汎性発達障害」と診断されたお子さん（5歳半ほど）14
事例2「ADHD」と診断されたお子さん（5歳ほど）17
事例3「自閉症とADHDの合併症」と診断されたお子さん（5歳半ほど）20
事例4「広汎性発達障害」と診断された小学2年生 24
発達障害は改善できる 30
発達障害診断をとりまく現状 40
発達障害は脳の個性 52
脳機能プロファイルを調べる——HQテストとHQプロファイル 59
発達障害が改善できる理由 72
改善法の基軸としての「ワーキングメモリ訓練」とその注意点 81
発達障害のリスク要因はとても多い 87

2章 簡易版チェック項目と家庭ですべきこと……95

注意点と予備知識 99
1 目と目が合わない、笑いかけても笑わない（1歳頃から）101
2 視野の一部で物を見る（1歳頃から）106
3 言葉が遅い（1歳半頃から）108
4 頻繁に首を振る（2歳以降）112
5 箸がうまく使えない、迷路がうまく書けない（4歳以降）116
6 山なりのキャッチボールがうまくできない（4歳以降）119
7 「木と家」や「顔」を描いてみる（4、5歳以降）120

3章 澤口式育脳法──「教育相談」の実際……127

脳機能検査（HQテスト）の実際 128
HQテストで測定・解析する能力（一部）133
Aさんの測定結果（抜粋）135
Aさんへのコメント（抜粋）136
Aさんへの対策アドバイス（抜粋）140
食事とサプリメントについて（抜粋）143
日常生活に関して（抜粋）144

4章 発達障害を防ぐ重要な12のこと……147

1 高齢出産を避ける(特に父親) 150
2 出産後1時間以内に赤ちゃんを抱く 150
3 妊娠中は喫煙しない、スマホを念のため避ける 152
4 母乳で半年以上育てる 155
5 母子の肌接触を頻繁にする 157
6 お母さんの不安はNG 159
7 家庭内不和や離婚は悪影響 162
8 よい食事が重要 164
補足… 制限食について 167
9 テレビゲームやデジタル機器を避ける 171
10 英語の早期教育は問題 174
11 非科学的な幼児教育を避ける 178
12 フラッシュカードは要注意 183

5章 発達障害を予防し脳を育成する年齢別育て方……193
出産直後 195
0歳 0～12か月 196
1歳 12～24か月 203
2歳 24～36か月 205
3歳 36～48か月 209
4歳 48～60か月 212
5歳 60～72か月 217
6歳 72～84か月 226
7歳 84～96か月 232
6章 「教育相談」を受けた人の話（編集部による構成）……237
Bさんの話 238
Cさんの話 242
おわりに 246

企画・編集協力　笹山薫

1章

発達障害の本質と改善

発達障害改善の例

私は脳科学者として高次脳機能の研究を何十年もしてきました。その応用・実践として「発達障害の改善」に久しく取り組んでいます。「発達障害」と診断されたお子さんの脳機能を調べ、親ごさんとお話しし、お子さんに合った改善法を提示するという「教育相談」です（人間性脳科学研究所で行っています）。

発達障害は脳機能の障害で、かつ、お子さんによって障害されている脳機能や程度などは異なるので、脳科学的知見と発達障害に関する諸研究の成果を駆使した個別的（オーダーメイド的）な相談こそが「実際の改善」には最適だと考えているからです。

具体的な改善法を含めた、発達障害に関する様々な話をする前に、いくつかの「改善例」を（親ごさんとのやり取りを含めて）簡単に挙げたいと思います。

※全《すべ》て実話ですが、プライバシーの問題もあるので、個人が特定できないように、エッセンスだけを述べています（年齢も、本来なら月齢で示すべきですが、大まかな年齢にしています）。

事例1「重度の広汎性《こうはんせい》発達障害」と診断されたお子さん（5歳半ほど）

まず、教育相談で多い通常の例の中から、典型的な例を簡単に挙げます（教育相談を始めた初期の頃の事例で、私的に印象深い、という理由もあります）。

このお子さんの場合、「重度の広汎性発達障害」と診断されるほど症状が深刻だったため（5

歳半にもかかわらず言葉もほとんど出ていませんでした）、親ごさんは何とかならないかと八方手を尽くしてきましたが、どの病院や施設などでもお手上げ状態で、絶望し、「藁《わら》をもすがる」という思いで私の所（人間性脳科学研究所）に来ました。

その子の脳機能を色々と調べたところ、確かに重度の発達障害でした。

しかし、「改善できますよ」と私は穏やかに言いました。

「でも、『改善はできない』と言われ続けてきたんですけど……」親ごさんは、驚いた様子でした。

「様々な所に行かれたんですよね？　それは『改善できる』という思いがあったからですよね？」

「ええ、親としては……。でも、どこに行っても改善は無理だって言われて……」

「改善できない、という、その根拠を教わりましたか？」

「生まれつきだから、どうしようもないって……」

「『生まれつきだから』というのは科学的根拠とは言えませんし、発達障害は改善できない、というのは間違いです。むしろ、発達障害は改善できる、というのが科学的には正しい、というか、脳科学の分野では常識の範疇《はんちゅう》です」

「え？　本当ですか？」

「はい。ただし、実際の改善には、お子さんに合った適切な方法を採用し、かつ、それなりの努力をする、ということが条件になります」

こうしたやり取りの後、さらに詳しい話をし、「適切な方法」をいくつか提示しました。親ごさんには「改善できる」という思いが当初からあったので、その後、私の言う通りの改善法を努力して行ってくれました。

その結果は、もはや言わずもがなでしょうが、予測通りに改善し、小学校は当然ながら普通学級に入りました。

重度の発達障害からの、まさに「劇的な改善」でした。特別支援学級・学校に入ることを当然視していた親ごさんは感激して涙したほどです。

その後も改善効果は続き、学業成績も向上し、学業的に上位の「優秀児」になりました。

私としては、こうした改善は予測通りでしたが、「成人してからの社会生活・人生」を私は最も重視していますので、10年後、20年後を気にしています。ただ、年齢・成長に応じた方法を提示しましたので、成人してからも立派な社会人になると予測しています。

※この種の話を、学問の世界では「事例報告(あるいは逸話的報告)」と言います。医学では「臨床報告」です。

私のような科学者はこうした事例報告を、本来、さほど重視しません。ある個人で成功した方法が、別の人にも当てはまるかどうか不明だからです。また、「原理・理論」が明示されないことも多いので、原理・理論を重視する科学者の性《さが》に事例報告は馴染《なじ》みません。

とはいえ、私のしている教育相談は「原理・理論」に基づいていますし、本書の理解を促す意味もありますので、「適切な事例報告」だと思います。

その一方で、発達障害に関係した話には「不適切な事例報告」が多いように見えます。原理・理論が不明か非科学的で、「○○をしたら自閉症スペクトラムが治った」とか「△△でＡＤＨＤが改善した」といった話です。

「発達障害は改善できない」という「常識」がある一方で、こうした話が出てくるのは矛盾していますが、親ごさんたちには「自分の子は改善できる」という思いや希望的観測が無意識にもあることが多いため、事例報告を鵜呑《うの》みにして、その方法を試すことが往々にしてあります。

もちろん、改善すればそれにこしたことはありません。しかし、不適切な方法では改善しないので、もっと絶望してしまう。あるいは、手当たり次第に様々な「改善法」を試して、下手をすると改善どころか悪化させてしまうこともあります。

事例２「ＡＤＨＤ」と診断されたお子さん（５歳ほど）

今の話と関連した、比較的最近の例です。

この子の親ごさんは、本やネットなどで色々な情報を得てかなりの種類の方法を試してきていました。そのため、先ほどのケースとは異なり、「発達障害は改善できない」という誤解を解く必要はありませんでした。専門的な話もかなり理解できる親ごさんでした。

お子さんはさほど重度ではなかったので、脳機能検査（後述するＨＱテスト）もできました。私は、その検査結果を踏まえて、そのお子さんに合った改善法を提示しました。親ごさんは「必ずします」と言って帰って行きました。

それから３か月ほどたち「もう一度調べてほしい」と、その方が、お子さんを連れて遠路はるばる私の所に来られました。「改善しているかどうか分からない」と言うのです。

そこで、そのお子さんの脳機能検査をしたのですが、改善しているどころか、むしろ、悪化していました。

予測に反していたわけですが、悪化の理由は推定できたので、

「私の示した方法以外に別の方法をしませんでしたか？」と問いかけると、

「どうして分かるんですか？」と驚かれました。

「私の提示した方法に加えて別の方法を併用すると、改善効果はないか、あるいは、悪化することがあるんです」

「え、どうして？」

「私が示した科学的方法は原理を踏まえていますから、一見単純です。教材もひとつかふたつで十分です。不要な場合もあります。その一方で、非科学的な方法の場合、原理がないか、原理や理論があっても間違っているので、色々なことをさせたがる傾向があります。教材も多い。そうした雑多な方法の中に、悪化させる方法が混ざっていることが往々にしてあります。あるいは、悪化させる方法だけしかない場合もあります。そのような非科学的方法をしてしまうと、科学的な改善効果は相殺されたり失われたりするんです」

親ごさんの側からすれば、私の提示した改善法があまりに単純で、日々行う時間も短いので（10分程度）、改善効果を疑っていたか、あるいは、不安だったのかもしれません。それで、別の

方法をあれこれ試したのだと思います。

「お子さんの状態と月齢を踏まえると、私の示した方法だけで2、3か月程度で効果が現れますから、今後短くとも3か月間は別の方法は一切しないで、私の方法だけを毎日し続けてみて下さい」

親ごさんは大きく頷《うなず》いて帰って行きました。そして、3か月ほど後にまた来られました。脳機能検査をしたところ、悪化はしていないものの、改善もほとんどしていませんでした。

これも、実は、予測通りでした。2回目の脳機能検査で分かったことで親ごさんにも伝えたのですが、「脳が歪《ゆが》みすぎている」というのがその予測の根拠です。

※「脳の歪み」というのは、それこそ非科学的な言い方で、学問的な話の中ではもちろん使いません。ただ、非専門家の方々には直観的に分かりやすいので、使うことがあります。ひと言で言えば「脳の様々な機能に大きな凸凹がある（発達の程度が脳機能ごとに大きく異なる）」という意味です。

発達障害では「脳が歪んでいる」ことが多いのですが、このお子さんの場合、その歪みがとても大きかったのです。

こうした「大きな歪み」の要因ははっきりしています。「非科学的な改善法の適用」です。

発達障害のお子さんに根拠薄弱で間違った改善法を使うと、その方法によって脳が大きく歪んでしまうことがあります。特に6歳以下の場合、脳はとても未熟で変化し易《やす》いため、1週間程度であっても集中して行うと歪んでしまいかねません。その歪みが発達障害的な症状を助長し、その症状に基づく行為や生活によって歪みがさらに大きくなり……という悪循環に入り、やがて、大きな歪みが固定化していきます。

幼児の脳がいくら未熟で変化し易いとはいえ、歪みが大きくなって固定化されてしまうと、科学的な改善法を行っても、歪みを正すことはとても困難です。

このお子さんはまさにそういった状態だったのです。もちろん、それでも改善は可能です。ただ、通常以上の時間と努力が必要になります。

このお子さんの場合、半年以上かかりました。それでも、小学校入学に間に合ったので、普通学級に入ることができました――未就学児の場合、発達障害の改善の観点からみても、普通学級に進学することはとても大切なので、私はこれを短期的な目標として設定しています（長期的には、先述のように、成人以降での社会生活・人生です）。その目標はクリアしたとはいえ、本来なら、非科学的な改善法をあれこれ試す前に来てほしかった、というのが率直な思いでした。

事例3「自閉症とADHDの合併症」と診断されたお子さん（5歳半ほど）

非科学的な「改善法」も問題ですが、非科学的な「教育」が問題になることがあります。発達障害を〝作る〟ことがあるからです。

ここで挙げるお子さんは、園の年長さんになったばかりでしたが、会ってすぐに、低下している脳機能も、その要因も分かりました。

「やはり発達障害でしょうか？」親ごさんは（どなたでもそうですが）とても心配そうでした。

「一部の脳機能が低下している、という意味では発達障害ですが、本来は健常児だと思います」

「え？　意味が……」

「失礼しました。お子さんのようなケースをかなり扱ってきましたので私にはよく分かるんですが、お母様には意味が分かりませんよね」

「『発達障害は生まれつき』と言われてきましたから……、健常児だったのに発達障害になるというのは……」親ごさんは不思議そうな顔をしました。

「発達障害は、本来、遺伝性があって、関連する遺伝子や遺伝子変異も多数知られています。その意味では『生まれつき』ですが、生まれつきの発達障害でなくても、生後の環境要因によって発達障害的な症状が出ることがあるんです。最悪なのは非科学的な英才教育です。これまで英才教育をなされたことがありますね」

「ええ。でも2、3歳の頃でしたし、期間も半年ほどで、週に3日ほどでした」

「大人の観点からは、それくらいですと『多少の英才教育』といった感覚でしょうが、脳が未熟で、かつ、急速に発達する時期では、半年はとても長いですし、週に3日は多すぎです」

「そういう園外教室があったので行かせたんです。優秀になるっていうんで。他のお子さんたちもしていました」

「リスク要因、という言い方があります。ある要因で必ず一定の結果が出てくるわけではなく、その結果の確率を高める要因のことを言います。たとえば喫煙は肺がんのリスク要因ですが、決定要因ではないので、喫煙している全ての人が肺がんになるわけではありません。肺がんになる確率を高めるだけです。それと同じで、非科学的な英才教育をしたからといって全ての子どもが発達障害的な症状を示すようになるわけではありません。ただ、お子さんがなさっていた英才教育はかなりヒドイので、他のお子さんにも程度問題とはいえ、発達障害的な症状が出ている例があると思いますよ」

「そう言われてみれば、周囲にそんなお子さんがいるような……」

「事前に記入して頂いた『アンケート』でリスク要因が推定できるのですが、お子さんの場合、非科学的な英才教育以外にリスク要因は推定できません。ついでに言えば、1、2歳頃にビデオを見すぎていたり、最近ではスマホなんかしていませんか?」

「確かに、1、2歳の頃英語のビデオを一日1時間ほど見せてました。それと、1年ほど前から、スマホに熱中してます。スマホの画面が変わるのが楽しいらしいんです」

「まさに理論通りですね。それら全てが発達障害的な症状を引き起こしたり悪化させたりします。現在でも英才教育的なことをしていませんか?」

「来年には小学校入学なので、簡単な計算をほぼ毎日……。でも、それは英才教育ではないですよね?」

「他の子どもにとってはともあれ、お子さんには悪影響が及んでいると思いますよ」

「この子に良かれと思って色々してきたんですが、そのせいで発達障害なんて……」

親ごさんは涙ぐんでいました。

「そんなに嘆く必要は全くありません。スマホを含めたその種の『変なこと』を今日から全て止《や》めるだけで改善します。元は健常児だったわけですから。さらに言えば、これからお教えする方法で、発達障害的な症状が解消されるのみならず、知能も向上して、優秀児になりますよ」

「本当ですか!?」

「もちろん」

こうしたやり取りの後に、親ごさんは帰って行かれました。そして、数か月で「健常児」のレベルになり、卒園の時には「優秀児」です（知能指数ＩＱは約１４０になりました）。

※この種のケースはかなり多いです。本来は発達障害ではないにもかかわらず、「非科学的な幼児教育」によって「発達障害的な症状」が出てきてしまう、というケースです。

本来の発達障害は遺伝性がありますから、自閉症スペクトラムなら1歳頃に症状がはっきりしてきます。ＡＤＨＤでも「独特な症状」が1～3歳に出てきます（ただし個人差は当然ながらあります）。そうした「独特な症状」は脳機能検査をあえてしなくても、発達障害の脳レベルでの本質が分かっていれば、識別できます。

このお子さんの場合、本来の発達障害に伴う「独特な症状」が希薄な一方で、一部の脳機能が低下していました。その意味で、前記の事例2のお子さんのように、脳が歪んでいたのですが、その歪みの主な要因は「非科学的な幼児教育」です。「月齢に不適切な英語教育」「スマホや知育機器のようなデジタル機器の使い過ぎ」などもリスク要因です。

こうした営為での「脳の歪み」は、通常、表層的で、基底的には健常です。そのため、脳の歪みを戻しつつ脳機能を改善させるのは比較的容易です。数か月ほど科学的な改善法（あるいは、健常児用の脳機能向上法）をすれば、健常児かそれ以上の脳機能をもつようになります。

もちろん、発達障害的な状態を放置しつつ「非科学的な教育」を進めると、「脳の歪み」はやがて固定化してしまいます。また、普通学級に入れなかったら、「健常児用ではない環境・教育」の影響で、発達障害的な症状が進んでしまうでしょう。そうなったら手遅れになりかねません。

このお子さんの場合、私の所に来るタイミング（月齢）が適切だったため、健常児どころか「優秀児」になれましたが、もう1、2年遅かったら、改善は不可能ではないにしても難しかったと思います。

生まれながらの健常児を非科学的な幼児教育によってわざわざ「発達障害的な子ども」にしてしまうのは色々な意味で不幸なことです。幼児教育はするな、とは言いませんが、もしする場合には、科学的に実証されている教育法を年齢（月齢）に合わせつつすることが肝要です。

ところが、わざわざ発達障害を作るような非科学的な幼児教育法は以前からかなりあります。そのために「発達障害」になってしまったお子さんを改善するのは、こちらとしては虚《むな》しい限りです。

「非科学的な幼児教育は発達障害を作ることがある」――このことは、是非とも注意して下さい。

事例4 「広汎性発達障害」と診断された小学2年生

最後に小学生の事例を挙げておきます。

親ごさんに詳しく話をお聞きする前に、お子さんに脳機能検査をしたところ、いくつかの特徴が分かりました。

「お子さんはコミュニケーション能力がやや低く、注意散漫ですね。ただ、多動性は希薄なので、机の前には座っていられるはずです。普通学級ですか？」

「はい、そうです」

「普通学級なのは良かったです。ただ、学力偏差値の推定値は35ほどで、学習意欲も低いので、勉強はおできにならないはずです」

「その通りです。でも偏差値は学校から知らされていません。どうして分かるんですか？」

「脳機能検査の結果から学力偏差値が推定できるんです」

受験テクニックなどがかなり関与する場合は別として、学力偏差値（特に国語と算数）は脳機能から推定できます。小学生ではもちろんのこと、未就学児でもそうですので、未就学児の場合、小学校に進学してからの学業成績が推定可能です。

「今からでも改善できますか？　改善できないとずっと言われてきたんですが……」

親ごさんは不安な様子でした。

「改善できない根拠はありません。ただ、8歳以降ですと改善は難しくなります。お子さんは7歳ですからまだ間に合いますが、改善には時間がかかります」

そして、このお子さんに見合った改善法をいくつか示しました。

「このような方法で改善するはずです。ただ、その前にしてほしいことがあります」

「何でしょうか?」

「なるべく早く、学校の担任の先生にお子さんの現在の様子を詳しく聞いておいてください」

「分かりました」。そう言って、帰って行きました。

半年ほどたって再び来られた親ごさんは「改善しているとは思えないんですが……」と不満そうでした。

その時に行った脳機能検査の結果では明確に改善していたのですが、私はあえてそのことを伏せて、

「そうですか。では、担任の先生に現在の様子をお聞き下さい。それと、今は夏休み前ですから、夏休み中にできる有効な方法がありますので、その方法を夏休み中に試してみて下さい。そして、夏休み明けに、担任の先生に再度、お子さんの様子を聞いてみて下さい」と応じました。

※「偽薬効果(プラシーボ効果)」という現象があります。この現象は医療関係のみならず多くの事柄でみられることなので、もっと広く「思い込み効果」と言ってもいいですが、ここでは「偽薬効果」と言うことにします。
たとえば、うつ病の一部の治療薬は偽薬の効果と大差ない、という報告があります。うつ病の患者さんに「これはうつ病の治療薬」と偽って薬効のない薬(偽薬)を服用してもらっても、うつ病は改善します。そして、その改善の程度が実際の治療薬と大差がない(差が統計的に有意ではない)という報告です。

子どもでの研究報告として有名なのは（かなり古い研究ですが）「砂糖で多動性が上がる」という俗説に関わる偽薬効果です。

一九九〇年代に「砂糖は子どもの脳に良くない」という俗説が欧米や日本で流布《るふ》しました。特に「砂糖によって子どもが多動になる」という俗説です（ただし、過剰で不適切な砂糖摂取は脳機能に有害になる場合があります――特に砂糖入り飲料が問題で、発達障害的な症状を助長することがあります）。

そんな中で、ヨーロッパでこんな研究が行われました。「砂糖によって子どもが多動になる」と信じている母親たちをふたつのグループに分け、ひとつのグループには「子どもに砂糖を与える」と告げ、もう一方の母親たちには「子どもに人工甘味料を与える」と告げました。そして、実際には、どちらのグループの子どもたちにも人工甘味料を与えました。

両方のグループの子どもたちに砂糖ではなく人工甘味料を与えたので、もし「砂糖で多動性が上がる」という知見（俗説）が正しいとしても、多動性が上がるはずはありません。実際、科学的に調査するとそうでした。「人工甘味料を与える」と言われた母親たちも自分の子どもが「より多動になった」とは答えませんでした。しかし、自分の子どもが砂糖を摂取したと信じ込んだ母親たちは、自分の子どもがより多動になったと答えたのです。

「砂糖によって子どもは多動になる」と思い込んでいると、自分の子どもが砂糖ではなく人工甘味料を摂取したにもかかわらず、「砂糖のせいでより多動になった」と思ってしまうことがあるわけです。まさに偽薬効果です。

偽薬効果の話をしたのは、発達障害改善の現場でも偽薬効果が起きることがあるからです。

お子さん自身が「これで改善する」と思い込むことは通常ありませんので、お子さん自身に偽薬効果が生じることはまずありません。しかし、親ごさんは別です。「この方法で改善する」と思い込むことで、お子さんは実際には改善していないにもかかわらず、「改善した」と思ってしまうことがあるのです。

もちろん、偽薬効果が働かない場合もあります。先ほどの親ごさんは「改善しているとは思えない」と言いましたので、偽薬効果がなかった例になります。

ただ、「改善できない」とずっと言われ続けてきたので、「改善するはずがない」という、別の偽薬効果が働いた可能性があります。実際には（脳機能検査では）改善していましたから、「改善するはずがない」という思い込みのために「改善していない」と思ったという偽薬効果です。

6歳以下の未就学児の場合、改善が「劇的」と言ってもいい場合がかなりあります。その場合、誰が見ても改善は明らかですから、「改善できない」「改善するはずがない」という思い込みは当然ながら雲散霧消します。この思い込みによる偽薬効果も、むろん、ありません。

しかし、このお子さんくらいの年齢（7歳頃）になると、改善には時間がかかります。そのため、半年では「劇的な改善」はさほど望めません（ただし、例外はあります）。しかも、未就学児とは違い、学校にいる時間が長いため、親ごさんがお子さんと接する時間が短く、改善に気付かないこともあります。

私はこうしたことを想定していたので、「学校の担任の先生にお子さんの様子を聞いておいて欲しい」とあらかじめ告げておいたのです。担任の先生は、子どもに接する時間が比較的長く、子どもの変化にも（通常は）敏感です。親ごさんが気付かない改善に、先生なら気付くことが多いのです。

このお子さんの場合も、この想定通りでした。

夏休みが明けてから親ごさんから連絡が来たのですが、担任の先生はお子さんがすごくよくなったので驚いた、そして、夏休み明けにはさらによくなってびっくりした、とのことでした。改善法適用前の様子、適用後の（夏休み前の）様子、さらに、夏休み後の（別の改善法の後の）様子を担任の先生から聞くことで、親ごさんは「改善の実際」が分かったわけです。

こうなると、親ごさんは絶望どころか希望、というか、「欲」が出てきます。健常児以上に学力を高めたい、という思いです。そして、もちろん、このことは可能ですから、その後の方法で、知能指数ＩＱも学力も健常児の標準範囲以上になりました。

「科学者は事例報告をさほど重視しない」と言っておきながら、事例を４つも挙げたのには、もちろん、理由があります。

発達障害は改善できるというのは前提として、発達障害の要因や改善はお子さんごとに異なること、それでも、改善のためのベース（科学的原理・理論）は一定していることを知って欲しい、というのが大きな理由です。そして、ここで挙げた4つの事例で、ほとんどの「発達障害児」をカバーできるはず、という理由も大きいです――ある「発達障害児」は、これら4つの事例のどれかに類似しているか、あるいは、4つの事例の「組み合わせ」に近いはずです。

ここで、これらの事例で分かることを簡単に整理してみましょう。

①発達障害は改善できる。ただし、8歳未満でないと難しく、また、改善の程度や早さには個人差がある。
②非科学的な幼児教育などで発達障害が「作られる」ことがある。
③改善には科学的な方法が最重要。非科学的な方法では悪化することもある。変な「思い込み」も改善にマイナス。
④改善法の原理・理論は一定しているが、具体的な改善法や対策は状況や年齢に応じて変えていく必要がある。
⑤脳機能検査（128ページのHQテスト）による適切な評価（改善や悪化に関する）が必須。

ざっと、こんな感じです。本書では、こうしたことを（順不同で）話してみたいと思います。

発達障害は改善できる

発達障害には、ADHD（注意欠陥多動性障害、または、注意欠如・多動症）、自閉症スペクトラム、PDD（広汎性発達障害）、LD（学習障害）などの種類・診断名がありますが、どの発達障害も脳機能の障害です。私の「教育相談」を訪れる精神遅滞（知的障害）のお子さんも含め、これらの症状は、もう少し詳しく言えば、遺伝と環境というふたつの要因がある脳の機能障害です。つまり、発達障害は「脳機能障害」という観点から総合的に扱うことができますし、本書でもそうしています。

先述のように、私は、発達障害のお子さんの脳科学的改善（教育相談）に以前から取り組んできました。お子さんが発達障害だと診断を受けた保護者の教育相談にのり、お子さんを観察・検査し、脳科学的な判断をお伝えして、改善策をアドバイスしてきました。

これまで私が扱ってきた「発達障害児」の数は２００名以上、彼らの住まいは文字通り「北は北海道から南は九州・沖縄まで」と様々です（２００名以上、というのは少ないかもしれませんが、お子さんごとに相当な時間とエネルギーを使うので、私的には「かなり多い」という感覚をもっています）。

そうした「教育相談」の結果、発達障害と診断されたお子さんたちのほとんどで（個人差はありますが）改善に成功しています。「全て」とは言えないのは、私の方法以外に「非科学的改善法」を適用してしまい、改善効果が失われるケースがあるからです（事例2に似たケースです）。また、もっと早く私の所に来てもらっていれば改善可能だったはずなのに、脳の状態と年齢・状況から見て「もはや手遅れ」というケースも残念ながらあります。

私は脳科学者です。発達障害が脳科学と無関係なら、発達障害改善の実践などしてきていません。

しかし、発達障害は明確な脳機能障害です。ですから、発達障害は、発達心理学や教育学ではなく、むしろ、脳科学で最も適切に扱えます。脳についてきちんと分かっていないと、改善することは難しいと思います。ですから、「発達障害の専門家」でも、脳科学がよく分かっていないと改善は難しいです。小児科医でも同様です。（脳科学が分かっていて、かつ、発達障害の諸研究に精通している専門家や小児科医は別です）。

発達障害にはリスク要因があります。リスク要因とは、文字通り、発症のリスクに関わる要因です。発症の確率を上げたり症状を悪化させたりする要因と言ってもいいです。あくまでも「リスク要因」であって、「決定要因」ではありません。

発達障害には、本来、遺伝的リスク要因があります。親の生殖細胞の遺伝子に新しく生じた「新生突然変異（de novo mutation）」も広義の遺伝的リスク要因になります。つまり、遺伝子レベルの要因があります。「発達障害は生まれつき」というのは、その意味では正しいのです。ただ、遺伝的にリスク要因があっても、妊娠中や生後の環境などが適切なら、発症しないか、発症しても症状の程度が軽くなります。また、遺伝的リスク要因がなくても、妊娠前や妊娠中、あるいは出産後の環境要因によって、発達障害になることもあります（事例3のような、非科学的な幼児教育もリスク要因です）。

遺伝的リスク要因をもっていると改善は難しいのですが、それでも発達障害は改善可能というのが現在の脳科学では常識です。たとえば、ＡＤＨＤに関する、薬を使わない改善法は２０００

年代の前半から海外では知られています。スウェーデンの研究グループが有名ですが、彼らはある種の脳機能を高める訓練でＡＤＨＤが改善することを示しました。薬物療法が主流だった当時では画期的な研究成果だと言えます。

その後、特に欧米で研究が進み、ＡＤＨＤのみならず自閉症スペクトラムや他の発達障害の「非薬物的改善法（薬物を使わないで、脳機能向上を介して改善を図る方法）」が発展してきました。私もそうした研究者かつ実践者のひとりであることは言うまでもありません――そうした改善法の中で、私の改善法は世界的に見てもおそらくトップレベルだと思います。

発達障害の診断名を告げられたとたんに、親ごさんたちが自分の子どもの将来に制約を受けたように不安を抱いてしまうことや、発達障害は改善しないものだと言われてしまう状況は、私から見れば決して望ましいものではありません。こうした不安や状況のせいで、発達障害をめぐる問題をあえて複雑にしてしまっているようにも思えます。

発達障害の本質的問題は脳科学的にはごくシンプルです。発達障害は脳機能障害であり、低下ないし障害されている脳機能を適切な方法で向上させれば、発達障害は改善できる――たったこれだけのことです。

本来の発達障害には確かに遺伝的リスク要因があります。生殖細胞の遺伝子に起きた新生突然変異もリスク要因になります（本書では、煩雑さを避けるため、新生突然変異によるリスク要因を「遺伝的なリスク要因」に含めています）。

しかし、発達障害のリスク要因には、遺伝子レベルのリスク要因だけでなく、妊娠中や出産時、出産後のリスク要因もあります。このことは強調し過ぎてもし過ぎることはないと私は考えています。遺伝的リスク要因を重視するあまり「発達障害は予防も改善もできない」という意見が日本中に常識として広まってしまっているように思えるからです。

もちろん、この意見は明確な誤りです。「発達障害は予防も改善もできない」というのは妄言と言うしかありません。

私は、「自分の子どもが発達障害ではないか？」と心配になっている保護者の方々に正しい情報をお伝えするため、また、発達障害とは、どこが問題なのかということを知って頂きたいという考えから、この本を書くことにしました。そして、発達障害に関する、改善法を含めた具体的な話をしようと思います。

繰り返しますが、発達障害は脳機能の障害です。つまり、何らかの脳機能の低下によって引き起こされます。つまり、発達障害の症状の「至近要因（直接の原因になっている要因）」は脳機能障害です。

重要なのは、健常児の脳機能と比べて、どのような脳機能がどの程度低下しているかということを調べ、低下している脳機能を高めていけば改善していく、ということです。

これまで、対症療法はあっても、症状そのものの改善は不可能だとあきらめていた方がほとんどだと思いますが、そんなことはありません。低下している脳機能を高めることで、症状は当然ながら改善されます。

脳科学に疎い教育分野の方々は、発達障害というものを誤って捉《とら》えている傾向があります。私の教育相談に来られる方は、それ以前に地域の児童相談所や教師、医師などに相談したり、診断を受けたりして、発達障害は生まれつきなので改善できない、と言われたり、自分の子どもが将来にわたって自立できない、生活できない、と思い込んだり、信じさせられてしまっています。そして途方にくれ、「発達障害は改善できる」と断言している私のホームページやブログなどを検索で見つけて、申し込んでこられるのです。

私は、そういうお子さんたちが大人になった時に、自分で生活していけるだけの能力（できれば、健常者以上の能力）をつけてほしいと願い、検査法と対策を開発してきました。その結果、当然のことですが、それぞれの目標まで改善していきます（例外的に、先に挙げた事例2のように、非科学的な改善法を適用されてしまうと、改善は困難か不可能になることがあります。また、脳状態や年齢・状況から見て、もはや手遅れ、というケースもあります）。

未就学児の場合なら、普通学級で学校生活を送れるまでに（通常は）改善します。言い換えれば、普通学級で学校生活を送れるくらいまで、部分的に低下してしまっている脳機能を高めていくための対策をします。

発達障害の積極的な改善には、4～6歳くらいの就学前が最も適しています（ただし自閉症スペクトラムの疑いがある場合、4歳未満から改善したほうがいいです）。そして、一度正しい方法で高めた脳機能や知能（ＩＱなど）は、再び落ちることはまずありません。その意味で、発達障害は「治り」ます。「優秀児」になることも稀《まれ》ではありません。

しかし、小学校に入学してからは、改善することは、だんだんと難しくなります。そして、８歳を過ぎると、改善はかなり困難です。それは、後述しますが、脳の発達と関係があります。また、「普通学級かどうか」という環境要因も相当に関与します。

意外かもしれませんが、普通学級でないと改善は難しくなります。子どもの脳機能の発達には社会関係がとても重要で、同年輩の多くの子どもどうしの「通常の社会関係」は必須と言ってもいいです。特別支援学級等では社会関係が希薄になったり、症状を助長する不適切な環境に置かれたりする可能性が少なくないからです。そのため、未就学児の場合、私の「教育相談」では、普通学級に進学することを短期的な目標としているのです。

ここで注意してほしいのですが、それぞれのお子さんの改善目標は「健常児と同じになること」ではありません。それぞれのお子さんの個性に合わせて、その能力を生かす方向で脳の機能を学校や社会に適応できるまで高めていく、ということです。

私の改善方法は、本来、「地頭《じあたま》（多様な知的・情動的基礎能力）」を向上させる効果をもつので、ＡＤＨＤ傾向や自閉症スペクトラム傾向をもつお子さんたちは、独特な能力（脳的個性）をもちつつ社会に適応できるように育っていくことができます（その他の診断名のお子さんたちも同様です）。

時には健常児の脳機能以上に向上します。その意味で「独特な優秀児」になることがあります。私としては、すべての「発達障害児」がそうした優秀児になり、成人してからは「独特な優秀人」として社会で活躍してほしい、という思いと目標をもって改善に取り組んでいます。

発達障害は精神的にはもちろんのこと、経済的にも相当な負担になります。

たとえば、2014年に、米国と英国で自閉症スペクトラムのひとりの子どものために生涯にわたって使うお金が試算されました（ペンシルバニア大の研究グループによる試算）。それによると、知的障害が伴わない場合でも約140万ドル、伴う場合には約240万ドルです（自閉症スペクトラムでは知的障害が伴う場合とそうでない場合があります）。1ドル100円で計算しても1億4000万円ないし2億4000万円です。これは大変な金額です。もちろんこの金額には、保護者だけの負担ではなく、税金も含まれています。

自閉症スペクトラムに関するこの種の計算は、欧米では以前からなされていて、より高い値ですと、ひとり当たり約320万ドル（米国）という試算があります（ハーバード大による試算、2007年）。1ドル100円としても3億2000万円です。

研究によって値が異なるのは、試算の仕方などが異なるせいですが、自閉症スペクトラムのお子さんひとりに生涯でかかるお金が膨大であること（1億円を軽く超えること）は間違いありません。

私が、自閉症スペクトラムを含む発達障害を澤口式育脳（脳機能改善）という方法で通常の学校生活が送れるくらいまで改善させ、将来は社会人として仕事も得られるようにしたいと願うのは、こういう膨大な親ごさんたちの金銭的、精神的サポートを少しでも軽減できる、と知っているからです。

ちなみに、自閉症スペクトラムがもたらす国家的コストも米国で試算されています（カリフォルニア大の研究グループ、２０１５年）。これは医療費とそれ以外の社会的コストを全て含めた金額ですが、２０１５年1年間では約２７００億ドルです。自閉症スペクトラムは年々増えていますから、10年後の２０２５年には約４６００億ドル、場合によっては1兆ドルまで高まるとのことです。1ドル１００円で計算しても、２０１５年1年間で27兆円ですから、膨大な国家的コストです。10年後の２０２５年に1兆ドル（１００兆円）にまでなったら、日本での1年間の国家予算（一般会計予算）並みです。

発達障害に関しては、論文数がとても多く、研究者の中でも様々な議論があり、何が正しいのか、というコモンセンス（共通認識）は、はっきり言ってありません。

発達障害という言い方が正しいかどうかは議論の余地が残ると個人的には考えていますが、ひとつだけ、脳科学者としてどうしても親ごさんにお伝えしておきたいことがあります。

発達障害と診断されてしまう子どもたちの遺伝子がなくならない理由は、理論的かつ進化的に考えれば、その遺伝子が人類に必要とされているからなのです。

しかし、お子さんが発達障害かもしれない、発達障害だと診断された、という親ごさんにとっては、専門的な理論や情報より、自分のお子さんが、いわゆる発達障害なのか、ということと、それが改善できるかということについて、科学的で具体的な見解を知りたい、と思われることでしょう。

というのは、医療機関によって同じお子さんへの診断名が違ったり、アドバイスが違ったりすることがしばしばあり、また、診断を受けていない段階でも、お子さんの様子が心配になって、市販の教材を試してみたり、療育教室に通ってみたりしても、本当にそれが改善につながっているのか、ということが親ごさんには分かりにくい、という現実があるからです。

発達障害は、月齢や年齢とともに状態が改善されていく場合もあるので、月齢や年齢で補正して考える必要もあるのですが、そのような説明もなしに、「改善した」と、見た目を強調して報酬を支払わせる業者もあるようです。

親ごさんたちは、誰もが初めて直面する現実で、藁をもつかむ気持ちです。だからこそ、きちんとした根拠があり、結果の出せる方法でないと、お子さんの将来への影響が心配です。

また、本当に「改善」されているかどうかは、きちんとした脳機能検査で分かります。科学的な脳機能検査では月齢や年齢で補正しますから「見かけ上の改善」ではなく「真の改善」が分かります。

そうした脳機能検査ができない場合、園や学校の先生に様子を聞いてみられるのがよいと思います。先生の話が聞けるようになったか、集団生活に馴染めるか、というようなことは、家庭では分からないことのほうが多いからです（事例4を参照して下さい）。

発達障害診断をとりまく現状

私は、幼児教育やそのほかの分野で、本来は必要であるにもかかわらず、脳科学的な観点があまりに無さ過ぎることを、ずっと訴えてきました。

発達障害をとりまく現状においても、そのことは顕著で、そもそも発達障害が脳機能の障害だという事実すら、一般的にはあまり認識されていません。

発達障害のお子さんたちを扱う現場（特別支援学級・学校や児童相談所など）でもそうで、脳科学をほとんど知らない支援者や先生が「障害児」の支援や改善に努力しています。そうした努力には、私としては敬意を払っています。ただ、無意味な努力としか思えないこともあります。悪化させる場合もあります（事例2を参照して下さい）。公的機関で無意味だったり悪影響だったりする努力をしていては、税金の無駄使いでしかありません。

ただ、これは発達障害を未《いま》だに専《もっぱ》ら教育学や発達心理学で扱おうとしている国や地方自治体、あるいは大学などの責任も大きいので、あまりとやかく言うつもりはありません。

発達障害には脳科学的な観点が必須、といっても、親ごさんたちに脳科学を詳しく勉強して欲しいと望んでいるわけではありません。親ごさんたちに専門的過ぎる情報は必要ありません。それに、毎週のように国際学術誌に発表される発達障害関連論文（むろん英文です）を読むことは、私のような専門家ではない限り困難だと思います。

まず、自分の子どもが発達障害ではないか？　と心配している方に、本当の発達障害と、発達障害のように見えて発達障害ではない人（脳機能障害が伴っていない人）がいるということを知って欲しいと思います。ネット上などの情報を鵜呑みにして、わが子が発達障害だと思い込んでしまっている方も数多くいます。発達障害については、まず、正しい見極めがとても重要です。

先述したように、発達障害には遺伝的リスク要因と環境的リスク要因があります。本来の発達障害は遺伝的リスク要因があり、発達障害に関係する遺伝子とその変異もたくさん見つかっています。

ちなみに、代表的な発達障害であるＡＤＨＤの遺伝率は約80％で、これは背の高さや知能指数ＩＱとほぼ同じ遺伝率です。自閉症スペクトラムでは50％程度で、体重の遺伝率とほぼ同じです（ただし、各種発達障害の遺伝率に関しては異論もあり、これらは確定的な値ではありません）。

発達障害には遺伝的リスク要因と環境的リスク要因の「相互作用」が働くことが普通です。たとえば、ＡＤＨＤの遺伝的リスクがあっても妊娠中にタバコを吸わなければ、生まれてくる子どもがＡＤＨＤになる確率は低く、遺伝的リスクのない人がタバコを吸うレベルと同程度です。一方、遺伝的リスクがあり、かつ、妊娠中にタバコを吸うとＡＤＨＤになる確率は（相互作用が働くせいで）3倍程度増える、というデータがあります。

発達障害には遺伝要因と環境要因の「相互作用」が働くことが普通だとはいえ、環境要因だけで発達障害になることがあります。

ここではあえて詳述しませんが、大気汚染、室内汚染、ある種の飲食物に含まれている有害物質、ある種の殺虫剤に含まれている物質、などです。

喫煙（受動喫煙をふくみます）もADHDの環境的リスク要因です。遺伝的リスクがなくても、妊娠中の喫煙によって子どもがADHDになる確率は多少ですが上がります。

一部の人工ミルクも、厳密にいえば、環境的リスク要因です。適切な栄養成分が欠けている人工ミルクで育てた場合、母乳だけで半年間以上育てた子どもに比べて自閉症スペクトラムになる確率は3倍になる、という報告があります。

ついでに、まさに「環境」らしい環境要因を述べると、日光をよく浴びないとADHDになる確率が高まるとか、曇りがちの地域に住んでいると自閉症スペクトラムになる確率が高まるという報告もあります。

「環境的リスク要因」の中で注意しなければならない、場合によっては深刻な悪影響をもたらすのが、科学的根拠も関連論文もない「非科学的な教育」です。

脳には発達段階があり、その発達段階に応じた適切な環境があります。しかし、脳の発達段階に適した環境とは無縁に、脳を非科学的に操作してしまうのが「非科学的な教育」です。

教育とは、脳科学の観点からは「脳機能の意識的な操作」です。その操作が不適切だと、脳機能の発達の程度に凸凹ができて、脳が歪んでしまいます。特に4歳未満での非科学的な教育（英語や知育用DVDなどを含みます）が問題ですが、それ以降でもマイナスが大きい非科学的な教育はかなりあります。

そうした教育で「脳の歪み」が生じ、発達障害的な症状が出てきてしまうことは少なくありません。

最もよくないのは、非科学的な教育が遺伝的リスク要因と相互作用する場合です。全ての子どもで悪影響が及ぶわけではないのですが、遺伝的リスクがあると非科学的な教育との間で相互作用が働いて悪影響が大きくなるというケースがあるのです。

脳科学的観点から見てヒドすぎる幼児英才教育もあります。その場合、少なくとも私が調査した限りにおいて、遺伝的リスク要因の有無とはほぼ無関係に、脳機能への悪影響が認められました。このことは、そうした幼児英才教育を積極的かつ日常的に行っているいくつかの園の子どもたちで調べて分かったことです。脳機能検査をしたところ、それらのどの園でも、定義上、ほぼ全ての子どもたちが「ＡＤＨＤと自閉症スペクトラムの合併症」でした。

そうした園で、私の忠告を受け入れて、「ヒドすぎる幼児英才教育」を止《や》めた園では、子どもたちの脳機能は健常児に近くなっていきましたが、「脳の歪み」は多少なりとも残ってしまいました（プライバシーなどの問題があるので、具体的な園名は示しません。教育相談の現場でも、お子さんが通っている園名は聞かないことにしています）。

発達障害に色々なリスク要因があることは自明ですが、リスク要因に関する研究は膨大で、かつ、錯綜《さくそう》しています。

遺伝的リスク要因の有無は、適切な遺伝子検査をすればある程度分かりますが、限界もあります。自閉症スペクトラムに限っても、遺伝子検査でリスク要因を検出できるのは10％程度にすぎないという報告が最近（２０１５年）でも出ています。また、発達障害に関係する遺伝子は多く、関係しそうな遺伝子とその変異もどんどん見つかっています。遺伝子の「組み合わせ」も関係します。さらに、どのような発達障害にどのような遺伝子がいかに関与するかという問題には研究者の間でも議論があり、やはり錯綜しています。

環境的リスク要因に関しても同様で、「新しい環境要因」が次々と見つかってきています。しかも、そうした環境要因には異論が必ずと言っていいほど出てきます。

こうした研究や知見は、専門家ならきちんと（批判的に）追う必要がありますが、一般の方はさほど気にすることはありません。専門家の間でも議論が分かれていますし、研究成果の信頼性の程度も様々だからです。

多くの親ごさんのような、非専門家の方々が知るべきことはひとつしかありません。発達障害は脳機能障害である、ということです。

もちろん、脳の機能障害には、脳の構造（神経回路・神経連絡を含みます）の異常が伴ったり、脳内ホルモン（専門的には調節物質といいます）の異常が関与したりします。頭を強く打ったりすることで生じる脳の損傷（外傷性脳損傷）でＡＤＨＤが発症することもあります。

しかし、脳の構造異常や脳内ホルモン異常、そして脳の損傷にしても、それらは、やはり、

「リスク要因」であって「決定要因」ではありません。発症の確率を上げたり、症状を悪化させたりする要因にすぎません。発症した場合、何が「決定要因」になったのかは、子どもごとに異なり、その要因も複数あるのが普通です。そして「至近要因（直接的要因）」はあくまでも脳機能障害です。

ですから、自分のお子さんが発達障害か、あるいは、発達障害のように見えているだけかどうかは、脳機能に障害があるかどうか、というその一点を基準にするだけで十分です。

発達障害は脳機能障害であることをくどいくらいに強調してきたのはそのせいでもあります。脳の機能障害ですから、その脳機能を向上させる方法で、発達障害は改善できるのです。

もちろん、発達障害に関わるのは「全ての脳機能」ではありません。視覚系の脳機能が低下して発達障害になることはほぼありません。

ただ、聴覚系の脳機能が低下していると、話し言葉が脳内でうまく処理できないため、言葉が遅くなったり、うまく話せなかったりするので、発達障害のように見えることがあります。難聴でも同様です。実際、難聴のために「自閉症スペクトラム」と診断されたお子さんを扱ったことが何回かあります。私はすぐにそのことに気付きましたが、何年もの間、医師に難聴を見過ごされ、「自閉症スペクトラム」と診断されてきたのは不幸としか言いようがありません。

専門家なら、発達障害に深く関わる脳機能を熟知していてしかるべきです。同時に、それら以外の脳機能の低下で「発達障害的な症状」が出ることがあることも（当然ながら）視野に入れておかなければなりません。

要するに、「外に現れている症状」だけで判断するのは浅薄すぎるどころか、間違った「診断」や「改善法」に繋《つな》がってしまうおそれがある、ということです。

発達障害は脳機能障害であることが分かっていないと、親ごさんは混乱してしまうかもしれません。とはいえ、専門家ではない親ごさんは、「外に現れている症状」をどうしても気にして不安になってしまいます。本やネットに満載の「外に現れる症状」に関する雑多な情報が、その不安を助長します。

こうして、自分の子どもが発達障害ではないか？　という不安を募らせた親ごさんが小児科や精神科（発達障害は、通常、精神科やその関係機関が扱います）を訪ねることが多いのです。

専門家ではない親ごさんは、そうした医師や医療関係者などから、たとえば「あなたのお子さんは、自閉症スペクトラムです」と告げられ、その言葉を当たり前のように納得してしまったり、告げられた言葉にショックを受けたり、または、納得できなかったりした方は、セカンドオピニオンとして、違う精神科医を訪ねたりします。そして今度は、「あなたのお子さんは、ＡＤＨＤです」と告げられたりします。

ある医師は、「自閉症スペクトラム」、別の医師は「ＡＤＨＤ」、また別の医師は、「広汎性発達障害」という具合です。こうなると親ごさんは困惑してしまうでしょう。

どうしてこうしたことが起こるのでしょう？「発達障害」の診断基準が時代によって変化した

り、複数の症状が重なっていたりすることも多いために起こる現象で、精神科医だけの責任ではありません。

内科や外科などで診察された時には、病気の部位を特定して、その状態から、病名と、重症度が判断され、治療されたり、薬を処方されたりします。

しかし「発達障害」ではないか、と精神科を訪ねたときに医師がつける診断名は、子どもの脳に何が起こっているか（どのような脳機能がどの程度低下しているか）、ということから導き出すのではなく、子どもの行動や発言（表に現れている症状）を診断基準と照らし合わせて、診断名を判断するのです。ですから、病院を訪れたときの子どもの状態によって、診断名が変わることがしばしば起こります。医師によって診断名が変わってしまう、というのも、同じ理由です。

診断基準適用のあいまいさが、実際の現場で混乱が生じる原因のひとつになっていることは事実です。

「そんなことはない」と精神科医の方々は反論するかもしれません。

しかし、精神科医の方々なら当然知っているはずですが、診断基準の変化によって、診断名が変わったり無くなったりすることはこれまでも何回か起きています（同じ病気にもかかわらず、です）。また、診断基準が変わっていないにもかかわらず、「自閉症スペクトラムの診断」が増えていることも知っているはずです。その増加は、「知的障害の診断」の減少と一致しています。

つまり、「知的障害」という診断の代わりに「自閉症スペクトラム」という診断が増えた、ということです。さらに、「ＡＤＨＤの診断」が増えた要因の一部として、診断基準の変化と「製薬会社によるＡＤＨＤ治療薬の増加」が指摘されていることも、精神科医なら知っているはずです。

もちろん、精神科医が参照する診断基準は明文化されていて、国際的なものです。多用されるのは、アメリカ精神医学会の「ＤＳＭ」で、ついで、世界保健機関（ＷＨＯ）の「ＩＣＤ‐10」です。どちらを参照するかは、精神科医のいわば「好み」で、これも混乱の一因になっています。

これらの診断基準（ＤＳＭ、ＩＣＤ‐10）は、本来、精神科医による恣意性《しい》や主観性を排除して、発達障害を含めた精神疾患を国際的かつ科学的に扱うために発展してきたものです（ＤＳＭは版を重ね、現在は5版で、ＤＳＭ‐5といいます）。しかし、どうしても恣意性や主観性が残る可能性がありますし、実際にそうだという批判が欧米でも以前からあります。

現実問題として、ある子どもの診断名が精神科医によって異なることがあるというのは、欧米でも日本でも起こっていることで、発達障害の診断にあいまいさ（恣意性・主観性）が未《いま》だ残っていることは残念ながら否定できません。

親ごさんの中には、発達障害の診断に、こうした「あいまいさ」があることを知らない方が多くいて、そのことが問題をさらに深刻にさせています。

近年では、脳の活動や構造を調べることで、発達障害かどうかある程度分かるようになってきました。脳の活動や構造を調べる、ということは、「発達障害は脳機能障害」という事実を正しく認識していることを意味しています。

しかし、脳の活動や構造を調べても「どのような脳機能がどの程度低下しているか」ということは分かりません。その意味で、この種の調査でも「あいまいさ」は排除できません。

近年普及してきている「遺伝子検査」にしても同様です。遺伝子検査をすれば、遺伝的リスク要因をある程度（限界はありますが）推定できます。しかし、やはり、「どのような脳機能がどの程度低下しているか」ということは不明のままです。

そして、最も問題なのが、精神科医を訪ね診断結果を下してもらっても、その先の改善方法を教えてもらえない、つまり治療してもらえないことが多いということです。

親ごさんが最も望むこと、つまり根本的な治療が行われることはほとんどありません。根本的な治療などない、と言われてしまうのです。

こうした物言いは、実は、良心的とも言えます。発達障害の「根治・完治」は現時点では不可能だからです。「発達障害は根治できる」とは、通常の（良心的な）精神科医は言いません。

私も「根治する」とは言いません。あくまでも「改善」です。「治りますか？」という親ごさんの質問には「治ります」と応えることがありますが、それは「根治」ではなく「改善」の意味で使っています。

くどいですが、発達障害は脳の機能障害です。その障害が改善されることで、発達障害は改善します。しかし、それは「根治」ではありません。それに、次項で述べるように、発達障害は、いわば、「脳の個性」です。個性・個体差があるのが、人間を含めた生物の基本的な特徴です。

一卵性双生児（遺伝的に同一）でも、それぞれに個性があります。個性をなくすことは不可能です。その意味でも、発達障害の「根治」は不可能なのです。根治は不可能とはいえ、改善は（これまたくどいですが）可能です。その意味で、発達障害は治ります。

しかし、精神科では、どのように子どもに対応するのがよいのか、という対処方法を学ぶことしか、親ごさんにできることはない、と言われます。親ごさんたちは、子どもの「障害」そのものは改善できないのだ、と思い知らされるのです。

精神科医の中には、薬物療法を提案する医師がいます。現時点での薬物療法は、「表に現れている症状」を緩和したり抑えたりする効果しかもちません。

薬が効いている間は、発達障害的な症状はさほど出ませんが、薬効が切れると出てきてしまいます。ADHDの薬として主流だったリタリン（主成分は塩酸メチルフェニデート）がコンサータ（リタリンと成分は同じ）に代わってきたのは、リタリンに比べてコンサータのほうが薬効が長く続くせいです（朝に服用すれば夕方までもちます）。薬が効いている間は症状が出ないので、効き目が長いほうがよいのは当然のことですが、逆に言えば、薬は症状を抑えているだけで治療効果は持たない、ということになります。

しかも、発達障害に使用される薬物は、多くの場合、覚醒剤や大麻と似たものなので、服用には相当に気を付ける必要があります。副作用や長期的服用の問題に関しても議論が多く、一定の結論に未だ至っていません。発達障害の薬物療法には数十年の歴史があるにもかかわらず、専門家でも未だに混乱しているわけです（たとえば、半世紀以上も使用されてきた塩酸メチルフェニデートの有益性・有害性は今でも不明、という論文が2015年でも出ています）。

そのような薬物を幼児に使っていいものかどうか、精神科医の間でも（当然ながら）議論があります。ちなみに、アメリカ小児科学会はADHDの薬物療法に関する指針を出しています。以前は「幼児には薬物療法を行うべきではない」という主旨でしたが、2015年の指針では、薬物療法の適用範囲を4歳まで早めています（4歳未満では、むろんNGです）。ただ、この指針には「薬物療法ではない方法で改善が認められない場合」とか「低年齢での薬物療法のリスクを考慮すべき」といった主旨の付帯条件がかなり付いています。つまりは、幼児での実際の薬物療法の適用は相当に慎重にすべき、ということです。

こうした薬物療法をお子さんに勧められたら、親ごさんはもっと不安になってしまうかもしれません。

不安を抱えた親ごさんが、発達障害をネット上で調べてみても、よく分からない。精神科医を訪ねても、診断名が付けられるだけで、改善方法は教えてもらえない。薬物療法を勧められたら、もっと不安になってしまいかねない……。

「発達障害」という検索ワードの膨大なヒット数は、親ごさんたちの不安をそのまま反映しているともいえるかもしれません。

発達障害は脳の個性

私は、「障害」という表現は不適切だと思っています。障害児を「障害児」と括弧《かっこ》付けで表記することがあるのもそのせいです。

障害児は、健常児と比べ、脳の一部が萎縮している場合もありますが、逆に自閉症スペクトラムの場合では、健常児より脳が大きいこともあります。ですから、「萎縮している」と表現するのも問題で、例えば、自閉症スペクトラムの子どもを基準にしたら、健常児の脳は萎縮していることになってしまいます（ただ、脳科学者は脳機能障害との関係で「萎縮」に言及する場合はあります）。

私が何を言いたいかというと、親ごさんたちにとって大変なことであると分かっていますが、「障害」という言葉にとらわれすぎないで欲しいのです。発達障害は「脳の個性」だとみなせるからです。

自閉症スペクトラムの遺伝子にしても、ＡＤＨＤの遺伝子にしても、今ある、ということは、その遺伝子が適応的な意味があるため、というのが遺伝子についての科学的な考え方のひとつです。「人類に役立つので残っている」と言ってもいいです。

ただし、遺伝子が残っているからといって必ずしも「役立つため」とはいえない側面も、もちろん、あります。また、詳細は専門的になるので省きますが、発達障害には「新生突然変異（de novo mutation）」が関与することもあります。この場合でも、新生突然変異が世代間で伝わることが示されていますから、やはり「進化的な意味」をもつはずです。

発達障害の遺伝子は進化的・適応的な意味がある（人類に役立つ）から残ってきているという仮説・理論は、発達障害に限ったものではありません。他の精神疾患に関しては以前からあります。この種の研究が比較的進んでいるのは、統合失調症です。この精神疾患は、発達障害と同様に、遺伝性が強く、関連する遺伝子もいくつか見つかっています。その遺伝子は世界中のどの民族でも（その頻度には差はありますが）存在します。つまり、人類的に残っています。

こうした場合、「適応的な意味」を想定せざるを得ません。そのため、多くの研究がなされてきました。中には信頼性の低い研究や著書などもありましたが、信頼できる結論のひとつは「創造性と関連するので残っている」というものです。

統合失調症そのものは非適応的です。知能指数ＩＱが低いほど統合失調症になりやすいというデータもあります。ＩＱが低くて統合失調症になってしまえば、社会に適応することは困難です。自らの遺伝子を残すことも難しくなってしまいますから、統合失調症の遺伝子はやがては人類集団から消滅するはずです。

ところが、統合失調症に関連する遺伝子は残っているのはなぜでしょう？　この遺伝子をもつと創造性が高くなることがあるからです。専門的には「トレード・オフ」とか「コスト・ベネフィット・バランス」というのですが、統合失調症の症状があっても創造性が高い場合、適応的に有利になることがある、ということです。

近年では、統合失調症と双極性障害（躁《そう》うつ病）に共通する遺伝子が創造性と関係することも示されています。

統合失調症と双極性障害では「表に現れる症状」は当然ながら違います（なので、別の診断名になっているのです）。しかし、遺伝子レベルでは共通性があります。その共通した遺伝子の一部が創造性に関係するのです。

つまり、統合失調症と双極性障害には創造性を高める同じ遺伝子が関与している、ということです。そして、プロの芸術家たちは、こうした遺伝子をもつ確率が一般の人に比べて高いことも実証されています。

こうしてみると、統合失調症と双極性障害は「天才（創造性が高い人）」を作るために人類が必要としてきた症状、とみなすのが進化的な観点からは妥当です。

ただし、なんらかの要因（特に環境要因）で統合失調症や双極性障害の症状が悪化してしまえば、せっかくの創造性は役に立ちません。創造性を高める遺伝子をもっているせいで、統合失調症や双極性障害の症状が出ているとしても、その症状が悪化してしまったら、創造的な仕事もできず、「天才」と認められることもないでしょう。

統合失調症や双極性障害と同じことが発達障害に関してもいえます。

ＡＤＨＤの成人は創造力が高いことが以前から分かっています。こうした調査は「調査用創造力テスト」で調べることが多く、そのテストの成績がＡＤＨＤの人のほうがＡＤＨＤではない人に比べて高いことが実証されています。では、現実世界ではどうか?という問題も近年になって調べられていて、会社員などでも、やはり、ADHDの人のほうが、そうではない人に比べて、創造力が高いことも分かりました。

自閉症スペクトラムに関しては、こうした「有利さ」は長らく不明でした（俗説はありましたが）。ところが、最近になって（2015年）、「独特な創造性」を自閉症スペクトラムの人がもつことが分かりました。

知的能力や認知機能の研究で多用されるテストでは、自閉症スペクトラムの人の能力の高さはさほど認められていなかったのですが、高度な創造力が要求されるテストでは自閉症スペクトラムの人の成績が高かったのです。特に、一般の人には思いつかないことを思いつく「拡散的な創造性」が優れています。ひと言で言えば、発想や考えが斬新、ということです。

このような研究成果を踏まえれば、統合失調症や双極性障害と全く同じことが、ADHDや自閉症スペクトラムにもいえるわけです。

症状が悪化してしまえば、せっかく創造性があっても、ADHDや自閉症スペクトラムの有利さは低減するか失われてしまいます。しかし、症状がさほど悪化しなければ、社会に適応しつつ人類に貢献できるのです。

発達障害はマイナス面ばかり強調される傾向があり、研究でもそうなので、「芸術家に発達障害の人が多い」とか「ある種の職業に発達障害の人は向いている」といった調査研究は現時点では（俗説を除けば）ありません。

ただ、「ＡＤＨＤの有名人」や「自閉症スペクトラムの有名人」は世界中に多数いて、リストも作られています（ネットで見ることができます）。

こうしたリストは科学的データとは決して言えませんが、「発達障害には有利性がある」「発達障害の人でも人類に貢献できる」という仮説・理論の傍証にはなります。

現時点ではあくまでも仮説・理論でしかありませんが、ＡＤＨＤの人は、多動なので、いろいろな所を動き回りますし、創造力がありますから、政治家や起業家に向いていると言えます。

また、人類的な観点から言えば、自閉症スペクトラム的な人がいないと困ります。親ごさんたちによく言うのですが、自閉症スペクトラムのお子さんは、知的能力を向上させ、地頭をよくし、維持しつつ、自閉症スペクトラム傾向も残しておくことが、大きく見れば人類のためなのです。それは、自閉症スペクトラム傾向のお子さんにこそ向く職業があるからです。芸術家や研究者や職人などです。

自閉症スペクトラム傾向のお子さんたちには、たとえ人間関係が苦手でも、ひとつのことにこだわり抜き、一生懸命になり、それまでにはなかった新しい作品や考え方を提供できる可能性があります。芸術家や研究者や職人には、こだわり抜いたほうがいいことはたくさんありますから、自閉症スペクトラム傾向の人に向いている職業だと言えます。「自閉症スペクトラム有名人リスト」にもそうした職業の人はたくさんいます。

学習障害（ＬＤ）にしても、ある能力が健常以上であることが多いですから、その能力に適した職業に就けばよいわけです。

人類進化という広い視野で見れば、発達障害は、やはり、「人類に必要な脳の個性」と捉《とら》えるべきなのです。

それが「障害」とされているのは、あくまで現在の社会での（しかも時々改訂される）診断基準で診断名を付けているからです。

発達障害を扱う医師や教育者、支援者には進化的な観点が無いか、あっても浅薄だという印象を私は以前から持っています。進化的な観点があれば、発達障害の有利さ（さらに言えば人類への貢献可能性）を踏まえたポジティブなアドバイスや扱いができるはずです。

しかし、そうしたアドバイスはされることはほとんどありません。それどころか、「障害」という見方だけからネガティブなことしか言いません。

「発達障害は生まれつき」という言い方にしても、本来なら、「生まれつきなので適応的意味がある」というポジティブな発想に結びついてしかるべきですが、やはり、ネガティブな考え・思いに傾きがちです。

私は、これまで教育相談として、２００人以上の発達障害のお子さんをみてきました。よく十人十色といわれますが、その２００人は、ひとりひとり脳の状態が違って、個性的でした。つまり、私たちが目にするお子さんたちの「症状」とはそのまま脳の個性なのです。

もちろん、ちょうど統合失調症や双極性障害と同じように、いくら発達障害が「独特な創造性」などの有利さをもち、人類的な貢献も可能だとはいえ、症状が悪化してしまえば、社会に適応することは適《かな》いません。「脳の個性」が活《い》かされることも難しいでしょう。

だからこそ、「改善」なのです。

私は、「教育相談」で発達障害のお子さんを2時間ほど扱うだけで疲れてしまいます。重度な場合には、さらに疲れます。2時間でもそうなのですから、親ごさんの苦労は並大抵なものではありません。疲れ切っておられることも多いです。そんな親ごさんに「発達障害は脳の個性で、人類に貢献できる」などと言っても、単なる理想論か机上の空論にしか聞こえないと思います。

それでも、「障害」という言葉に捉《とら》われることなく、前を向いてほしいのです。発達障害は改善できます。いいえ、人類的な観点から見れば、「改善すべき」なのです。

年齢的な問題があったり（改善するには4～6歳がいちばん適した年齢です）、人によって改善の速度は違ったりしますが、改善は可能です。その改善の先には「個性的な脳をもって、社会や人類に貢献できる貴重な人材」が待っている——こうした希望を是非とももってほしいと思います。

ただ、残念なことですが、「発達障害」を商売にしている人たちもいます。そうした発達障害改善用の教材などをむやみに与えてしまうと、さらに脳の機能の発達の凸凹（脳の歪み）を促進させてしまったり、望ましい方向ではないほうに誘導してしまったりする可能性があるので注意して下さい。

私が教育相談を受けたお子さんの中にも、そういうお子さんが何人もいました。教材の中には、脳の発達を阻害してしまうものもあるので、慎重にならなくてはなりません。知らずにその教材を使ってしまったために、改善が難しくなったり、手遅れになったりする場合もあるので十分な注意が必要です（事例2を参照して下さい）。

発達障害の改善には、あくまでも、科学的な方法が必須です。

科学的な改善法では教材など不要か、ごく少数で十分です。そして、年齢が適当なら（8歳未満）、適切な方法によって、うまくいけば数か月、長くても1～2年で改善できます。その改善は、「健常児」と同じようになることが目標ではなく、個性は残しておいていいのです。「人類に役立つ」という観点を踏まえれば、残すべき、と言ったほうがいいのです。

そして、その子の持って生まれた能力を社会で生かしていける道を見つけていきましょう。

脳機能プロファイルを調べる――HQテストとHQプロファイル

これから、もう少し具体的なことを話します。これまでの話と重複もありますが、この本は学術書でも論文でもないので、多少の冗長さはかえってプラスになると思います。

私は医師ではないので、医療の現場に立ったことはありません（というか、法律的に診断も治療もしてはならない）。ところが、「障害児」の改善を試みて久しいです。

その経緯はともあれ、発達障害は基本的に脳機能障害なので、障害されている脳機能を改善することで障害児は当然ながら改善していきます。

その脳機能とは、私の専門とする高次脳機能です。特に「前頭前野《ぜんとうぜんや》」の機能であることが多いです。障害によっては前頭前野が萎縮している場合もあります。

ここでは、前頭前野に関する専門的な話はあえてしませんが、ひと言で言えば、「脳のコントロールセンター・監督役」が前頭前野で、額のすぐ裏側の脳領域です。人間では「前頭葉《ぜんとうよう》」の大部分を占めています。

前頭前野は脳のコントロールセンターですから、注意を向けること、感情や行動を制御すること、社会関係をうまくすること、園・学校や社会にうまく適応すること、などに中心的な役割を演じています。もちろん、知能指数ＩＱとも関係深いです。後で述べる「人間性知能ＨＱ」は主に前頭前野の能力のことです。

発達障害の改善を試み始めた大きな理由のひとつに、発達障害は私の研究領域に深く関わる、ということがありました。そして、発達障害を巡って苦悩している方々が多いため、なんとかしたいという思いも（当然ながら）大きかったのです。

発達障害改善を試みる際には、まさに「目の前の障害児を見る」ということが最重要で、改善の前提にもなります。それは、「診断すること」ではありません。目の前の障害児のどのような脳機能がいかに障害ないし低下しているかを調べるということです。

私は、医師ではないので、診断を（くどいですが）してはいけません。しかし、障害児は、そもそも（脳科学の観点からは）診断などする必要はないのです。どのような脳機能がいかに障害ないし低下しているかを明らかにすることが最重要で、その調査が発達障害改善の前提になるからです。

思えば「そもそも」というのは科学の基本です。私は科学者なので、目の前の障害児にしても「この子がそもそも障害児と診断されたり見なされているのは何故か？」と考えてしまいます。そのため、まず、各種脳機能検査をします。

こんなことは、発達障害の本質を踏まえれば、脳科学者なら誰もがするはずで、いわば常識の範疇《はんちゅう》です。

とはいえ、「発達障害で調べるべき脳機能」とその測定法・向上法を研究・開発してきたのは他《ほか》でもない私なので、「脳科学者なら誰でも知っている常識」とは言えないかもしれません。また、「脳育成学」という新学問分野を意識的に推進していないと、こうした問題への発想自体も出て来ないかもしれないので、その点でも「常識」ではないかもしれません。

これはちょうど、発達障害の測定法や改善法が私的には「常識」ですが、実際は脳科学者でもさほど常識になっていないということと同様です。

では、そもそも発達障害が存在するのはなぜでしょう？　それは、「意味」があるからです。

発達障害に関与する遺伝子の多くは、知能や情動に関わる脳機能とその構造（神経回路や神経連絡を含む）に影響を与える遺伝子です。しかも、発達障害は、通常、生殖年齢前に発症します。もし、発達障害が生存や婚姻、子育てなどにマイナスなら、発達障害に関係した遺伝子が残る可能性は低くなり、とっくの昔に消滅していてしかるべきです。

しかし、実際はそうなっていません。しかも、自閉症スペクトラムやADHDが「独特な創造性」と関連深いことが示されています。学習障害（LD）に関しても、一部の能力は低いが、ある能力は突出して高いことがある、ということが分かっています。

従って、発達障害に関係する遺伝子の少なくとも一部は、本来（進化的に）、ポジティブな意味をもつことはほぼ明らかです。

発達障害には進化的意味がある（進化的に有利な側面がある）という学説は、海外の研究者も出しています（例えば、ADHDは狩猟的行為や危機回避に有利なため現在まで残っているという説——自閉症スペクトラムの進化的有利性に関しても本質的に同様の説があります）。進化を視野に入れる科学者ならこうした考えが出て来るのはいわば当然のことです。当然視されないほうがむしろ不思議なくらいです。

この観点から言えば「障害児」という呼称は不適切です。「他の（そうした遺伝子をもたない）児童とは異なる」というだけでネガティブな言葉で呼ぶ根拠はありません。せいぜい「異能児」程度でいいと思います。「天才児」でもいいくらいです（天＝自然から与えられた脳機能をもつという意味で）。

とはいえ、症状が悪化した障害児が現代社会では適応的とは言えないことは明らかです。だから、「障害児」と呼ぶわけです——精神医学の世界では「非適応性」を基準にして「障害」かどうか判断するのが通例です。そうした障害児を適応的なレベルまで改善する必要があるため、「障害児改善」を行っている次第です。

障害児の急増とそのような子どもたちが置かれている現状を踏まえれば、「発達障害・障害児」を「そもそも論」から「改善方法論」までに渡って科学的に扱うことはそれなりの意味があると思っている……というか、そうした営為は急務でしょう。同時並行して「目の前の障害児を見て、改善する」という営為も行う必要があることは言うまでもないことです。

発達障害を含めた各種精神疾患は、脳機能障害です——そして、私の研究成果のひとつである「HQ論」を援用すれば、その大多数は「HQ障害症候群」です。

HQとは「人間性知能」の略称で、私が提唱した「脳科学的な知能」です。HQには色々な脳領域が関与しますが、中心は前頭前野です。

前頭前野は自分の脳をうまくコントロールする役割を担っています。この役割のための神経システムを「脳内操作系」といいます。前頭前野は自分の脳のみならず、他者の脳をうまくコントロールする役割も担っています。この役割を担う神経システムが「脳間操作系」です。

前頭前野は自分と他者の脳を状況に応じてうまく操作する神経システム、つまり、「脳間・脳内操作系」を形成しているわけです。そして、この神経システムの能力が人間性知能、略してHQです。

HQはいくつかの要素（脳間・脳内操作系の諸機能）から成ります。そして、精神疾患（統合失調症やうつ病、各種パーソナリティ障害、各種不安障害、等々）ではそうした諸機能のいくつかが様々な程度で低下・障害していることが分かっています。各種精神疾患はHQ障害症候群なのです。

「HQ障害症候群」の考え方で、発達障害も総合的に理解できます。

ADHDは主に脳内操作系の機能障害によって自己脳をうまく操作することができなくなり、注意散漫や多動性・衝動性が出てくるとみなせます。自閉症スペクトラムは脳間操作系の機能障害で、他者脳を推測したり操作したりすることが難しくなっている症状だとみなせます。ただ、ADHDには他者との関係が不適切になる症状が出てきたりしますし、自閉症スペクトラムでは自己脳をうまく制御できずに衝動性・多動性が出てくることもあります。

つまり、脳間・脳内操作系の様々な能力が色々な程度で低下しているのが、発達障害なのです。まさにHQ障害症候群です。

私はいつも、世の中よりかなり先の言説を発表するので、理解され難いのですが、やがて世の中が追いついてきます。

発達障害の考えに関してもそうで、2005年に出版した『HQ論』の中で、私は、ADHD

の改善について、次のように記述しています（今回の転載のため、少しの省略と補足、理解を促すための書き換えをしてあります。内容は変えていません）。

ＡＤＨＤは、ドーパミンとノルアドレナリン（両方とも脳内の伝達物質の名前である）の機能低下と結びついている病であるため、親や教師が努力しても根本的な改善は難しい。そのかわり、薬物療法が効果的で、これらの伝達物質の働きを強める薬を服用することがアメリカでは一般的になっている（日本でも処方されはじめている）。とくに商品名リタリンが処方されることが多いが、この薬は「軽度の覚醒剤」のようなもので、医師のきちっとした管理の下で服用しないと「覚醒剤中毒」になりかねないので、注意する必要がある。薬物療法が効果的とはいえ、薬物療法での根本的な改善は難しく、結局は脳内操作系（ＨＱ）をうまく発達させるリハビリが必須である。つまり、薬物療法とリハビリの併用が望ましい。

ただし、ＡＤＨＤは7歳以下の子どもに見られる障害で、思春期以降に落ち着いてくることが多い。ドーパミンやノルアドレナリンが最も多く分泌されるのは幼少期であるため、ＡＤＨＤでなくても子どもは落ち着きがなかったり、好奇心が旺盛だったりする。

成長するにしたがって分泌量が減少するため落ち着いてくるらしい。そのため、ＡＤＨＤでも軽度ならさほど心配いらない。（中略）

遺伝子があるため、両親共にＡＤＨＤだと、その子どももＡＤＨＤになる傾向が強い。

ただし、ここ10〜20年で5倍も増えたことからみて、環境要因もかなり関与していると推察されてきた。実際、乳幼児期からの環境が重要であることが分かってきている。つまり、これら調整物質系の障害には、乳児期からの影響も大きく関与しているのである。とくに遺伝的にＡＤＨＤ傾向をもっている子どもの場合、環境要因が引き金となってＡＤＨＤ症状が現れることが多いらしい。

以上です。この考え方は、現在では常識になっています。つまり、現時点で正しい記載です。というか、当時では早すぎて先取りした内容がかなり含まれていましたが、その後の研究で後追い的に実証されてきた内容になっている、と言ったほうがいいと思います。

例えば、当時は、「ＡＤＨＤに環境要因が関与している」と書いただけで、多くの批判があったものです。「発達障害は生まれつきで、環境要因が関与することはない」といった批判です。しかし、ＡＤＨＤを含めた発達障害に環境要因が関わることは現在では常識です。

薬物療法も現在では爆発的に増えてきていて、私としては憂慮していますが、当時は、発達障害の薬物療法は日本ではさほど周知されていませんでした。ＡＤＨＤに伝達物質（脳内ホルモンないし調節物質）が関係することも日本では常識ではなかったのです。ちなみに、ＡＤＨＤに深く関与するのがドーパミンとノルアドレナリンであることは現在でも正しい見解で、リタリンと同成分のコンサータにしても、これらの物質を調節する作用をもっています（コンサータは商品名なので、さすがに、商品名まで予見することはできませんでした……）。

『ＨＱ論』では、発達障害は脳間・脳内操作系の障害、つまり「ＨＱ障害症候群」であるとみなしています。その後の研究でも、どのような発達障害もＨＱ障害症候群であることが実証されてきました。

発達障害はＨＱ障害症候群なので、ＨＱの主要な要素（発達障害に深く関係する脳機能）を調べることはとても重要です。

これまで「脳機能検査」と述べていたのは、実は、「ＨＱテスト」です。つまり、ＨＱの諸要素の検査です。そして、健常児１０００人ほどで集めたＨＱテストの結果を参照ないし基準として、ある障害児のＨＱのどの要素が健常児と比べてどの程度低下しているのか定量的に（数値として）明らかにします。こうすることで、あるお子さんの「ＨＱプロファイル」が分かります。

この辺のことは、実は、かなり重要なポイントです。

医師は病気としての発達障害を扱います。病院には健常児は普通来ませんので、「健常児との比較」が手薄になります。園などでは、健常児と比較をして「発達障害ではないか」と疑いますが、きちんとした脳機能検査をすることはありません。親ごさんの中には、ネットや本に記載されている「発達障害の症状リスト」を見て、自分のお子さんが発達障害ではないか、と疑う方もいます。この場合でも「健常児との適切な比較」も「適切な脳機能検査」もしないことがほとんどです。

私の場合、様々な年齢（月齢）の「健常児」１０００人ほどで脳機能検査（ＨＱテスト）を行ってきました。このデータが「参照・基準」になります。

データはもちろん数値化していて、ある月齢の健常児での各種ＨＱ要素の平均値と標準偏差（個人差の程度）が分かっています。この参照データ、つまり、健常児でのデータがあるので、ある月齢の「障害児」の各種ＨＱ要素が、同じ月齢の健常児とどの程度違うのかが数値として（定量的に）比較解析できるわけです。

ある障害児が真に改善したかどうか分かるのも、こうした参照データ（健常児でのデータ）があるからです。

８歳未満の子どもの場合、多くのＨＱ要素は月齢に従って高くなります。ですから、ある障害児のＨＱテストの成績自体が数か月で高くなったとしても、その向上だけでは「改善した」とは言えません。「単なる月齢による向上」にすぎないかどうかをきちんと計算することで（月齢での補正）、真の向上が起きたかどうか分かるのです。同時に、その月齢での健常児のデータと比較することで「健常児の範囲内に入ったかどうか」が分かります。

話は少し難しくなりましたが、健常児での多数のデータ（基準となる数値データ）がなければ、「脳機能が障害している（低下している）」などと言えるわけがありません。私は、データを全て数値化していますから、障害・低下の「程度」も数値として表すことができるのです。こうした検査こそが「科学的な検査」として認められることを知っておいて欲しいと思います。

ＨＱテストもＨＱプロファイルもまさに科学的なもので、ＨＱプロファイルが分かれば、科学的な改善法も自《おの》ずと導かれます。改善の評価でもＨＱプロファイルが大いに役立つことは言うまでもありません。

拙著『ＨＱ論』では、「ＨＱをうまく発達させるリハビリが必須である」と書きました。私はこの本を発表した後、ＨＱテストを発展させると同時並行的に、そのリハビリの開発に尽力してきました。

その成果が「教育相談室」開設に繋がり、『澤口式育脳法』『脳力道場』などの開発・発売に結びついたのです。

しかし、教育相談への問い合わせ数は増えるばかりで、お待たせしてしまう人数も心苦しいほど多いのが現状です。発達障害の改善には、年齢的な制約もあるため、心配している保護者の役に立てる方法がないかと思って、今、この本を書いています。

本来なら、まずはともあれ、ＨＱテストをして、いかなるＨＱ機能がどの程度低下しているかを明らかにしてＨＱプロファイルを導くべきなのですが……、そんな調査は精神科ではされていません。障害児の支援をしている施設などでも、むろん、していません。残念なことです。

そこで、「教育相談」を可能な限りやり続けているのですが、私が教育相談で引き受けるのは、原則として、医師から発達障害の診断を受けたお子さんに限っています。そうした障害児をお持ちの保護者ほど不安や苦悩が深いからです。

ちなみに、ＨＱ論や脳育成学に基づく「健常児の英才教育」はとても簡単で、ＨＱのみならず、知能指数ＩＱや基礎学力なども容易に高くすることができます。ＩＱを１４０以上にすることなど、ごく簡単です。しかも、幼児で一度上げたＩＱや基礎学力はその後ほとんど低下しません。

しかし、そんな英才教育よりも障害児の改善のほうがより大きな意味があると私は思っているので、「発達障害」と診断された子どもたちを専《もっぱ》ら扱っています。

私が教育相談をしてきた障害児たちの診断名はまさに様々です。同じ子どもが、異なった精神科医から異なった診断名を受けているケースもかなりあります。ただ、診断名は様々だとしても、HQテストをすれば、どのHQ要素がどの程度低下しているか分かります。そして、全ての「障害児」で、HQ要素の一部ないし全てが様々な程度で低下しています。したがって、HQプロファイルは様々ですが、そのプロファイルに相応《ふさわ》しい診断名が無いことも多いです。

しかし、診断名を付けることなど実際的にはドーデモイイことです（そもそも、私は医者ではないので診断も治療もしてはいけない）。

むろん、精神科医の診断が妥当で、そのために、適切な治療や改善法が受けられるなら、診断名を付けることは意味があります。しかし発達障害に関して、ほとんどの場合、診断するだけです。しかも「誤診」だったら……、もはや天を仰ぐしかありません。

そもそも、症状に苦しんでいる人にとっては、分類されてラベルを付けられるだけでは何の意味もありません。そんな分類にエネルギーを使うよりも、「HQ障害症候群」と広く呼んで、具体的に低下・障害されているHQ機能を特定してHQプロファイルを作成し、そのプロファイルから適切な改善法を導き出すほうがはるかに意味があります。

「ADHD」「自閉症スペクトラム」「広汎性発達障害」「精神遅滞」と、4つもの診断名を受けていたお子さんを扱ったことがあります。その子はある特別なHQ機能が極端に低下していました。つまり、この子も、予測通り、HQ障害症候群の一種だったのですが、そのHQプロファイルに相応しい精神科的病名は存在しません。

その子の場合、低下している脳機能（HQ要素）が特定できたので、後は適切な方法論で改善すればよいだけでした。その子の親は「初めて明確なことを言われて、希望が出てきました」と泣いて喜んでおられましたが、本来は、医療機関でも教育機関でも適切な治療なり改善法を提供することが望ましいと思います。

また、LD（学習障害）とかADHDなどと、異なった精神科医に異なった診断名を付けられてきた別の子どものHQを調べた時も、やはりHQの機能（この子の場合は複数で、かつ、先述した子とは異なった機能）が低下していました。したがって、その子にはその子のHQプロファイルを踏まえた適切な改善法があります。

発達障害で特に問題になる脳機能（HQ要素）は5種類ほどなので（133ページ参照）、そうした5種類の脳機能を調べれば「障害児」のHQプロファイルが導けます。それらの脳機能は連続的なものなので、一部の脳機能は「健常児」の範囲に入りますが、他は低い、ということがしばしば見られます。

また、5種類の全てが健常児以下ということもありますが、その「以下」の程度にしても様々で、一部は健常児に近いが他はかなり低い、ということもあり、障害児の個性は様々です。

こうしたHQプロファイルは、「カテゴリー分け」はもちろんのこと「レッテルはり」とも本質的に異なります。そして、このプロファイルから改善法は自ずと出てきますし、年齢が適切なら（6歳以下、遅くとも8歳未満）、数か月で改善することがほとんどです。

こうした改善は、うまくいけば、ＨＱテストを再度するまでもなく、日常的にも実感できることで、親ごさんたちはとても喜び、希望をもつようになります。

そして、ここで強調したいのは、発達障害・障害児を巡る根本的な解決は、結局は、明確な改善にある、ということです。

障害児を持つ保護者の方々は「診断のあいまいさ」や「誤診」、あるいは「レッテルはり」の有害性もあって、とても悩んでおられるのが普通です。周囲に理解者がいないことも多く、児童相談所などに行っても、「保護者の心のケア」が中心になっています。

そうしたケアはもちろん意味があることです。しかし、お子さんの改善こそが最も基本的かつ重要なことは明らかです。それを通して、お子さん本人の将来は開け、保護者の心のケアも自ずとうまくいくことになります。これまで「障害児をもつ保護者」として苦悩し、あるいは絶望していたとしても、お子さんが改善すれば自ずと希望が出てくるはずです。

その希望こそが「心のケア」の中心になることは自明です。

発達障害が改善できる理由

発達障害は脳機能障害です（ＨＱ論を援用すればＨＱ障害症候群）。したがって、障害ないし低下している脳機能を適切な方法で向上させれば、発達障害は改善します。

発達障害のお子さんを持って苦悩している親ごさんにとって、最も重要なのは、何度でも言いますが、改善です。お子さん本人にとってもそうです。

ですから、発達障害が改善する理由などは、実際問題としてどうでもいいことかもしれません。

しかし、発達障害はなぜ改善できるのか？ということを知っておくことは、障害児をお持ちの保護者にとってとても重要なことです。発達障害の理解に繋がりますし、ご自身がお子さんの改善を図ることに役立つからです。むろん、「予防」にも有用です。さらに、「非科学的な改善法」を避ける上でも役立つはずです。

これまでも述べてきたように、発達障害の改善は8歳以降では難しくなります。改善に最も適しているのは4〜6歳です（自閉症スペクトラムの場合は4歳未満から改善したほうがいいです）。ただ、それ以下の年齢での「非科学的な教育・改善法」や「不適切な環境」では、発達障害が発症したり悪化したりします。

このことが、発達障害改善ができる根拠を端的に示しています。

結論から述べれば、8歳未満の脳は「未熟」で、脳の色々な機能が「未分化」なためです。

脳科学の飛躍的な進歩もあって、生誕から成人までの脳の発達過程がかなり分かってきました。そのひとつが、8歳未満（特に6歳以下）では脳がとても未熟だということです。幼児の脳は成人の脳の「ミニチュア」ではなく、独特な脳になっているのです。

もちろん、見ることや聞くことなどの基本的な働きに関与する脳領域は比較的早い段階で成熟します（だいたい4歳未満）。一方、思考や言語、計画、決断、自己制御、共感、協調性、社会関係などの高度な働きに関わる脳機能・脳領域（特に前頭前野）は8歳頃まではとても未熟のままです。しかも、今述べた脳機能は、発達障害と深く関わるものばかりですし、発達障害に深く関わる前頭前野が最も未熟です。

未熟というのは、発達の余地が十分にある、ということです。そして、「未分化」であるということも意味します。全ての脳機能が未分化、ということではないのですが、前頭前野を含めた高次な脳領域の機能・能力が未《いま》だ十分に分かれていないのです。色々な神経システムが未だ分かれていないで深く関係し合っている、と言ってもいいです。

幼児の脳は未熟で発達の余地が大きいため、8歳未満の子どもで脳機能を高めることは比較的容易です。

同じ理由で、実は、低めることも可能です。ヒドイ例は虐待です。いくら健常児として生まれても、幼児での虐待は脳の発達に大きな悪影響を及ぼし、その悪影響は場合によっては生涯続きます。また、極端な例ですが、生まれてから8歳頃まで話し言葉に一切触れないで育ったら、その後に言葉を話すことはとても困難です（そういう事例がアメリカ等の海外で実際にあります）。そこまで極端でなくても、話し言葉の環境が希薄だったら、話し言葉を理解したり話したりする能力は衰退してしまいます。あるいは、社会関係やコミュニケーション環境が希薄だったら、社会的能力は低くなってしまいます。

幼児での脳の未熟さは、もちろん、健常児に限ったことではなく、障害児でも同様です。障害児の場合、遺伝的リスク要因があることが普通です。そのリスクが無くても、妊娠前や妊娠中、あるいは出産の時のリスク要因があります。こうしたリスク要因のせいで、生まれた時から低かったり発達が遅れたりする脳機能があります。そのため、発達障害的な症状が出てきてしまいます。それでも、「未熟で発達の余地が大きい」という特徴は、障害児の脳でも同じですから、障害児でも脳機能を向上させることができるのです。

ただし、障害児の場合、脳機能が様々な程度で低下している（脳機能発達の程度に凸凹がある）のが普通です。脳の構造も健常児とは異なることも多いです。なので、いくら「未熟で発達の余地が大きい」からといって、健常児と同じようにしていては、低下している脳機能を向上させることは難しいのです。例外的に、ごく一部の脳機能だけが極端に低下しているお子さんもいます。その場合は、「非科学的な幼児教育」が要因であることが多いのです。ある特別な脳機能を不適切に使わせ続けたせいで、その脳機能が大きく低下してしまった、ということです。

障害児では、脳がいくら未分化といっても、色々な脳機能が様々な程度で低下していますから、HQテストをして「HQプロファイル」を見定めることが肝要になります。このプロファイルで「どの脳機能が他のいかなる脳機能とどの程度未分化なのか」という「未分化のパターン」も分かりますから、この点でもHQプロファイルは重要です。

ただ、HQプロファイルを作るのは、それこそ私の研究所に来てもらうしかありません。また、せっかく来てもらっても、お子さんの年齢（月齢）や症状などのせいでHQテストができない場合、HQプロファイルを作ることはできません。

では、HQテストができない場合、お子さんをいかに検査するかといえば、これまた、お子さんと状況によって異なります。その臨機応変さは、「澤口にしかできない」とされるほどですが、ほぼ全ての障害児で共通して見るべき点がいくつかあります。

そうした点は、一見、発達障害とは無関係のようにみえるかもしれません。しかし、「未分化」なため、その点をみるだけで、「発達障害に深く関係する脳機能」が低下しているかどうか、推定できるのです。

代表的なのは、眼《め》と手の動きです。具体的には、子どもに向かってボールや小さなぬいぐるみなどを山なりに投げて、両手でキャッチできるかどうか調べます（5歳以上の場合）。

5〜6歳の健常児ではこんなことは簡単にできますが、発達障害のお子さんは、5〜6歳でも、うまくキャッチできません。

その時の眼の動きを見ると、障害児ではボールをうまく追っていません。眼の動きがスムーズではないか、ほとんど動かないのです。また、片手でキャッチできても、両手ではキャッチできません。重度な発達障害の場合、ボールを手に当てることすら全くできません（それ以前の問題として、ボールをキャッチする、という行為自体をしてくれないケースもありますが……）。

こうしたことは、診断名とはほぼ無関係です。「ＡＤＨＤ」「自閉症スペクトラム」「ＰＤＤ（広汎性発達障害）」「ＬＤ（学習障害）」そして、「精神遅滞（知的障害）」……、どのような診断名が付いていようが、ほとんどの場合、山なりのボールを眼でスムーズに追って両手でうまくキャッチすることはできないのです。

発達障害は前頭前野を中心とした神経システム（脳間・脳内操作系）の障害です。つまりＨＱ障害症候群です。簡単に言えば、高度な脳機能の障害です。それと「山なりのキャッチボール」がどうして関係するのか？　不思議かもしれませんが、答えは簡単です。先ほどから強調しているように、幼児の脳が未分化のせいです。

眼の追跡運動、両手の協調運動、ボールの落下地点の予測——「山なりのキャッチボール」にはそのような要素が入っています。これら自体を担う神経システム群も未分化ですが、発達障害に深く関係する神経システムとも未分化なのです。いわば「連結」しているわけです。

「ＡＤＨＤの場合だったら、注意散漫で多動なので、山なりのキャッチボールができないのは分かる。でも、自閉症スペクトラムは別の病で、コミュニケーション能力や共感、ＴｏＭ（心の理論、相手の立場に立てる能力）などの障害なのだから、自閉症児が山なりのキャッチボールができない、というのは解せない」といった疑問が出てくるかもしれません。

しかし、「未分化」というのは、まさに、こうしたことが起こることを言います。

場合によっては、私はお子さんと握手をして「手の力」を調べます。「手の力を出す神経システム」にしても「発達障害に関係する神経システム」と未分化だからです。もちろん、未分化には「程度」という側面があります。手の力が弱いからといって、必ずしも発達障害だとは言えませんが、発達障害のお子さんは手の力が弱いことが往々にしてあります。

山なりのキャッチボールに関係する神経システムと発達障害で障害される神経システム（HQる）ですから、山なりのキャッチボールがうまくできるようになれば、発達障害は改善します。用神経システム＝脳間・脳内操作系）は未分化ですし、かつ、脳は未熟（発達の余地が十分にあるいは、発達障害の改善と共に山なりのキャッチボールがうまくできるようになります。ただし、「楽しくする」ということが重要です。楽しいことをすることで、脳の神経システムの発達を促す脳内ホルモン（調節物質）が増えるからです。

日常生活の場面で調べたり行ったりする意味があるのは、「箸使い」です。発達障害のお子さんのほとんどは4歳以降になっても箸をうまく使えません。積木やブロックなどではなく、あくまでも箸です（補助箸は無意味です）。

発達障害の子どもの多くはそもそも箸を使えないので、家でも園でも使わない、というケースもあります。では、発達障害の子どもの多くはどうして箸がうまく使えないのでしょう？　保護者や支援者の方にそのような質問をしても「使えないものは使えない」という同語反復的な答えが返ってくることがほとんどです。

しかし、これも「未分化」ということの表れです。

箸をうまく使うには、対象物（食べ物）を直視すること、その形状を認識しつつ指先の細かい動きと力加減で道具（箸）をコントロールすること、箸先から伝わってくる触覚情報を適切に処理すること、箸で挟んだ食べ物を口元まで運動機能で移動させる、などの様々な要素が入っています。これらの要素を担う神経システムが「発達障害に深く関係する神経システム」と未分化なのです。しかも、箸を使う状況では通常は「食べたい」という欲求があります。この欲求と結びついた脳内ホルモンは神経システムの発達を促します。

ですから、当初は握り箸でもいいので、箸を日常的に使ううちに、発達障害は改善していきます（くどいですが、補助箸は無意味です）。同月齢の健常児と同じ程度に箸を使えるようになれば、発達障害はかなり改善しているはずです。

8歳頃までの脳は未熟で未分化なので、ある脳機能を高めれば、他の脳機能も向上します（専門的には、「汎化《はんか》」といいます）。ここで述べてきた「山なりのキャッチボール」や「箸」に関わる脳機能を高めれば、発達障害が改善するのはそのせいです。

もちろん、ここで挙げたのはごく一例にすぎません。幼児の脳の未熟・未分化という特徴を応用することで発達障害は改善できる、逆に言えば、発達障害が改善できるのは幼児の脳が未熟・未分化だから、ということを示すために例を挙げた次第です。

ついでに言えば（あえて言うことではないかもしれませんが）、「保護者が日常的にできること」を私はとても重視しています。「山なりのキャッチボール」や「箸」は日常的にできます。

その他、お子さんに応じて、「バラエティ番組を見る」「公園で砂遊びをする」「多少危険なことをあえてさせる」「食事の時間を一定に制限する」「料理を一緒にする」「おなかをくすぐって笑わせる」「わざと無視する」「読み聞かせをする（あるいは、あえて、しないか、途中で止める）」「ある種のゲームをする」「ペットの世話をさせる」等々《とうとう》……のアドバイスをします。発達障害の改善には食事も重要なので、食材や栄養素、食べ方などのアドバイスもします。

こうしたアドバイスのベースには、むろん、多数の研究成果・論文やデータがあります。発達障害の研究は進歩し続けていますから、アップデートなアドバイスも（当然ながら）します。

保護者の方々がこうした膨大な研究成果・データを追いつつ、その科学的信頼性の程度を判断し、かつ、それを日常レベルでの方法に応用することは困難だと思います。

だからこそ、私のような科学者が、「日常的にできること」をアドバイスすべきだと思っています。生活の中で実践できて、負担もさほどなく、きちんと行えば脳の機能を高めていくことができるものばかりです。その結果、発達障害は改善していきます。

あくまでも「日常的にできること」が、現実の生活では重要です。それらは「高価な教材」より効果が劣っているなどということはありません。むしろ逆です。発達障害の改善には「日常性」が重要ですし、改善の原理は単純ですから、変な教材など無意味か、悪影響になります。

「特別な訓練」を多用する施設や教室もありますが、「非科学的な訓練」はマイナスになりかねません。科学的な訓練法は少数しかなく、現時点で科学的かつ最も効果的な訓練について、次項で説明したいと思います。

改善法の基軸としての「ワーキングメモリ訓練」とその注意点

幼児の脳は未熟・未分化なので、その特徴を踏まえた適切な方法を使えば、発達障害は（8歳未満なら）改善できます。

前項で挙げた「山なりのキャッチボール」や「箸」はそうした（日常的にできる）方法で、それなりの改善効果をもちます。発達障害とは一見関係ないような脳機能を日常生活の中で向上させることで、発達障害に深く関わる脳機能を向上させる、という方法です。

ただ、発達障害に最も深く関わる脳機能を直接的に高めることが、改善の基軸であり、かつ、改善効果も大きいことは自明です。そして、その脳機能は、既に分かっています。「ワーキングメモリ（作業記憶）」です。

ワーキングメモリは「意味のある情報を一時的に保持しつつ適切に操作する脳機能」のことで、前頭前野の神経システム（HQ用神経システム＝脳間・脳内操作系）の中心ともなっています。

したがって、ワーキングメモリの能力は人間性知能HQの根幹でもあります。情動や行動のコントロールでも、社会関係でも、ワーキングメモリが中心的な役割を演じています。

ＨＱ論から見れば、発達障害はＨＱ障害症候群です。つまり、全ての障害児でＨＱ用の神経システム（脳間・脳内操作系）に障害があります。このことからも予想できるように、ほぼ全ての発達障害でワーキングメモリが低下しています。

ワーキングメモリは「様々な知的・情動的機能の最重要な基礎」であることが分かっています。未熟で未分化な幼児脳では、ワーキングメモリのこの特徴はもっとはっきりしています。ワーキングメモリが根幹となりつつ他の様々な高次脳機能が互いに未分化、ということです。

そのため、ワーキングメモリを向上させれば、他の高次脳機能を汎化《はんか》的に向上させることができます。「汎化」というのは、ある脳機能の向上が別の様々な脳機能の向上に広がっていく、といった意味です。

幼児の脳は未熟で未分化ですから、汎化という現象はワーキングメモリに限ったものではありません。「山なりのキャッチボール」や「箸使い」などでも、汎化現象は起きます。ワーキングメモリも向上します。

とはいえ、ＨＱの中心はワーキングメモリです。また、ワーキングメモリは様々な知的・情動的機能の最重要な基礎なので、汎化が非常に起こりやすい、という特徴ももちます。さらに、幼児の脳で最も未熟な脳領域である前頭前野がワーキングメモリの中心を担っているので、ワーキングメモリの向上は幼児では比較的容易です。もちろん、ワーキングメモリが向上すれば、「山なりのキャッチボール」や「箸使い」も当然ながらうまくできるようになります。

かくして、ワーキングメモリこそが、発達障害改善のまさに根幹になります。逆に言えば、ワーキングメモリの特徴が発達障害改善に最適になっているのです。

ワーキングメモリの特徴をまとめれば、

①「ADHD」「自閉症スペクトラム」「PDD（広汎性発達障害）」「LD（学習障害）」「精神遅滞（知的障害）」などの診断名にかかわらず、ほぼ全ての発達障害で低下。

②様々な知的・情動的機能の最重要な基礎。

③汎化がとても起こりやすい。

④ワーキングメモリを主に担う脳領域（前頭前野）は幼児では非常に未熟で発達の余地が大きい。

こういったことです。

ワーキングメモリを向上させる訓練は家庭でも可能ですが、ワーキングメモリの本質が分かっていないとかなり難しいです。しかし、「日常的にできること」が発達障害改善には重要ですから、1日10分程度するだけでよい「訓練」を私は開発しています。そして、その訓練こそがワーキングメモリ向上に最も適しています。

私が開発してきた具体的なワーキングメモリ訓練法は後で多少言及することにして、ここでは注意すべき点を述べます。

まずは、適切な年齢（月齢）で行う、ということです。

健常児では、ワーキングメモリが発達し始めるのは4歳頃からなので、ワーキングメモリ訓練に適しているのは4歳以降、通常は5～6歳です（健常児でのワーキングメモリ訓練は学力や知能指数IQを大幅に向上させます）。発達障害児の場合、ワーキングメモリは多くの場合低下していますが、やはり、5～6歳が適しています。

4歳未満で「ワーキングメモリ訓練」をしてしまうと、むしろ発達の弊害になります。これは、「適切な訓練方法」とも関係するのですが、4歳未満でのワーキングメモリ訓練は、ワーキングメモリを向上させないどころか、ワーキングメモリのその後の（4歳以降の）発達を遅らせたり、脳を不適切な方向に変化させたりする可能性があります。ひと言で言えば「脳の凸凹」を助長し、脳を大きく歪ませてしまいかねません。

近年、「ワーキングメモリ訓練で発達障害が改善」という文言が散見されますが、この文言自体は間違いではありません。しかし、この文言を信じて、4歳未満という不適切な年齢でしてしまうことは、無意味か悪影響です。発達障害が改善するどころか、悪化させる可能性があるからです。

もっと問題なのは、「不適切なワーキングメモリ訓練」です。

「ワーキングメモリ訓練」を1年以上してきたお子さんを教育相談で扱ったことがあります。その子は、年長さんで、訓練は年中さんの半ば頃（5歳弱）からしていましたから、年齢（月齢）的には訓練時期は適切でした。

問題だったのはその訓練法です。ここでは詳しくは述べませんが、その方法を聞いて私は驚きました。「ワーキングメモリ」の本質が全く分かっていない方法だったからです。しかも、脳科学の観点から見て、その方法では発達障害を改善させるどころか悪化させる危険性もありました。実際に、その子は、一向に改善しないので私の所に来たのですが……、ともあれ驚きました。

この子以外にも同様のケースはかなりあるので、今ではさすがに驚くことはありませんが、最初に扱った時には本当に驚いたものです。

ちなみに、「不適切なワーキングメモリ訓練」では多くの（しばしば高価な）教材を使う場合があります。しかし、ワーキングメモリの本質を踏まえれば、ワーキングメモリ訓練には教材など不要か、あるいは、1~2種類の（数千円程度の）教材で十分です。

あえて言うことではないかもしれませんが、私は「ワーキングメモリの脳科学的研究」のパイオニアで、「ワーキングメモリにおける調節物質（脳内ホルモン）の研究」で世界的に知られています。ですから、当たり前ですが、脳領域や神経システム、神経細胞（ニューロン）、あるいは脳内ホルモンやその受容体のレベルでワーキングメモリの本質と特徴がよく分かっています。

その私が調べた限りでは、「適切なワーキングメモリ訓練」をしているケースはほぼありません。ワーキングメモリが何たるか分かっていないのです。ワーキングメモリ訓練は日本ではまださほど広まっていないとはいえ、これは驚くべきことで、私としては危惧《きぐ》せざるを得ません。

また、ワーキングメモリ訓練をする前に、調べるべきこと、あるいは、すべきことがあります。

ほとんどの発達障害ではワーキングメモリが低下していますから、訓練をする年齢（月齢）が適切であっても、いきなりワーキングメモリ訓練をすることはできないか、あるいは、する意味がないケースが多いのです。それにもかかわらず「無意味か不適切なワーキングメモリ訓練」をしてしまうことで、発達障害は改善どころか悪化することもあります。

ワーキングメモリ訓練は、訓練ができる脳発達段階になってからすべきなのです。そうした段階にあるかどうか調べ、もしその段階なら訓練し始める、そうでなければ、その段階にまで脳を発達させる方法を採用する——こうしたことが肝要です。

もちろん、科学的で適切なワーキングメモリ訓練は厳然とあります。その訓練法によって、うまくいけば、発達障害は劇的に改善します。知能指数ＩＱや学力などが健常児の標準範囲以上になることも珍しくありません。

ただし、科学的なワーキングメモリ訓練でも、

① 適切な年齢（月齢）で行う。

② 月齢が適切であっても、訓練する段階に脳が発達しているかどうか調べてから行う。

という最低ふたつの点には注意すべきです。

また、ワーキングメモリ能力は子どもでは年齢（月齢）と共に向上しますから、

③ ワーキングメモリ能力を月齢で補正する。

という当然のことをしないと、単なる「月齢による向上」か、それとも、訓練による「真の向

上」かどうか分からないので注意が必要です（不適切なワーキングメモリ訓練では、この区別をせずに「向上した」と称するケースもあります）。

さらに、本来なら、お子さんの脳の個性、つまりは「HQプロファイル」に応じた「適切なワーキングメモリ訓練」を採用すべきです。すなわち、

④　脳的個性（HQプロファイル）に適した訓練をする。

ということも肝要です。

ワーキングメモリとその向上のための訓練は、発達障害とその改善の「根幹」とも言えます。だからこそ、ワーキングメモリ向上法・訓練には細心の注意を是非とも払って下さい。

発達障害のリスク要因はとても多い

発達障害かどうかを知るには、お子さんに脳機能検査（HQテスト）をすることがベストな方法です。その結果で「発達障害かどうか」「どの脳機能がどの程度低下しているか」などが分かります。

ただ、私は、脳機能検査以外に、オリジナルの「脳発達科学的チェック項目リスト」も使用しています。

これは保護者の方に答えてもらうアンケート形式のもので、「思い込み」をなるべく排するように、保護者の方には「アンケート」と言っています。また、「表に現れている症状」に関する

項目もほとんどありません。このチェック項目リストは、妊娠中や出産時、出産後に、どの程度、発達障害の症状を起こしやすいリスク要因があったのかということを知るためのものだからです。「過去」のこととはいえ、お子さんのリスク要因が推定できれば、適切な脳科学的改善法を提示する上で役立ちます。現在進行形のリスク要因がある場合はなおさらで、より適切なアドバイスが行えます。

発達障害のリスク要因とは、くどいですが、発症の確率を上げたり症状を悪化させたりする要因のことです。「決定要因」ではないので、その要因によって必ず発症するわけでも悪化するわけでもありません。また、リスク要因は「確率」や「程度」に関するものですから、集団レベルでの話です。ただ、あるお子さんの症状の「原因」を知る上でもリスク要因の推定（リスク解析といいます）は重要です。

発達障害のリスク要因はたくさんありますが、これまで述べてきたように、大きく2種類に分けられます。遺伝的リスク要因と環境的リスク要因です。

発達障害には遺伝的リスク要因があります。近年の欧米では60～１００人に1人の出現率とされる自閉症スペクトラムに関連する遺伝子群は以前から見つかっていますし、遺伝子の突然変異も毎年のように見つかっています。症状を発現させる遺伝子のみならず、症状を悪化させる遺伝子変異もあります。また、10～20人に1人の出現率とされるＡＤＨＤに関しても同様で、関連する遺伝子とその変異が多数報告されています。

しかし、発達障害のリスク要因は、遺伝子やその突然変異だけではなく、妊娠前や妊娠中、出産時の環境的リスク要因があります。そして、出産後の環境的リスク要因もあることは強調してもし過ぎることはありません。

ところが、遺伝的なリスク要因を重視するあまり「発達障害は予防も改善もできない」という意見が一般的に通用してしまっているのは（くどいですが）明確な誤りです。

遺伝的リスク要因は環境的リスク要因と「相互作用」するのが普通ですから、遺伝的リスク要因があっても環境が適切なら、発症しないか、発症しても症状が軽くなることがあります。

発達障害は脳機能障害です（多くの場合、いくつかの脳領域の萎縮や拡大などの構造的な異常が伴います）。特に前頭前野の機能障害が主要なので、前頭前野をその中心とする脳科学的知能としてのＨＱ（人間性知能）の色々な要素が様々な程度で低下しています。そのため、ＨＱ論者である私は、発達障害を「ＨＱ障害症候群」と呼んでいることは、これまで述べてきた通りです。

実際、ＨＱテストをすると、これまで私が相談を受けてきた全ての発達障害のお子さんで、ＨＱの主要要素の一部、もしくは全てが、低下していました。例外はほとんどいません。発達障害は明確なＨＱ障害症候群なのです。

あるお子さんの「現在の脳」を知る上でＨＱテストはとても役立ちますし、このテストだけでリスク要因もある程度推定できます。とはいえ、リスク要因の推定にはさすがにこのテストだけでは不十分なので、オリジナルの「脳発達科学的チェック項目リスト」を作成している次第です。

例えば、次のような質問です。

●妊娠中にタバコを吸いましたか？
●妊娠中は不安でしたか？
●出生時の体重はどのくらいですか？
●母乳で育てましたか？

などから、家庭環境に対する質問として、

●一日のテレビの視聴時間はどれぐらいですか？
●テレビゲームはしますか？
●箸は何歳から使い始めましたか？

など、細部まで知るために100項目くらいあります。実際の質問項目は、もちろん、もっと具体的で詳細です。

このリストは、発達障害のリスク要因に関する膨大な原著論文の内容をほぼ網羅しつつ、信頼性の高い論文をベースにして、2年ほどかけて私が作り上げました。私自身の調査研究で分かったリスク要因も当然ながら入っています。したがって、どのような発達障害児でもリスク要因を推定できるはずのものです。

ところが、この「脳発達科学的チェック項目リスト」を使用しても、全くリスク要因が浮かび上がってこない日本独特の症例がかなりあることが分かりました。

この謎については、私なりに考えてみることで、解くことができました。それが「非科学的な早期英才教育」です。すなわち、非科学的な早期英才教育をすることによって、発達障害を「作る」ことがあるのです（事例3を参照して下さい）。これはかなり重要な問題ですから、4章で詳述します。

発達障害のリスク要因はたくさんあります。リスク要因は当然ながら科学的研究で示されますが、論文の信頼性の程度は様々です。示されたリスクの程度も様々です。

例えば、父親の年齢が40歳以上だと自閉症スペクトラムの子どもが生まれる確率は約5・7倍も高まる、という論文がありました（2006年論文）。その論文では母親の年齢は自閉症スペクトラムの発症とは無関係とされていました。その後の研究論文（2014年）では、父親が45歳以上だと約3・5倍という数値が出されています。この論文ではADHDの子どもが生まれるリスクも調べていて、父親が45歳以上だと約13倍です。

別の研究では、父親の年齢とは別に母親の年齢も関係していることが示されています。高齢出産ほど自閉症スペクトラムのリスクは高まりますが、若すぎる出産（10代出産）でも高まります（2013年論文）。夫婦間の年齢差が10歳以上だと自閉症スペクトラムのリスクが高まるとか（2015年論文）、あるいは、父親の父親、つまり祖父の年齢が高いと、自閉症スペクトラムのリスクが高まるというデータもあります（2013年論文）

ちなみに、「父親（祖父も）の年齢」と発達障害との関係がかなり研究されてきている主な理由は「新生突然変異（de novo mutation）説」が提唱されているせいです。

専門的な話は省きますが、あえて大雑把《おおざっぱ》に言えば、男性が高齢になるほど精子の遺伝子の突然変異が多くなりつつ蓄積され、発達障害（特に自閉症スペクトラム）に結びつくことがある、という説です。父親が自閉症スペクトラムではないにもかかわらず、自閉症スペクトラムの子どもが生まれることがあるのは、そうした新生突然変異のせい、という説です。

「年齢」に関するこの種の論文だけでも多数あり、その結論・データや数値が様々であることは今述べただけで分かると思います。もちろん、年齢以外に、発達障害のリスク要因の研究はたくさんあります。それらは、「年齢」と同じように様々です。なので、あえて、ここでは、リスク要因を列挙することは避けたいと思います。

やや極端な話ですが、発達障害のリスク要因を列挙したら、子どもを産みたくなくなるかもしれません。子どもを産んでも、環境的リスク要因のあまりの多さに、「この子は発達障害になるのでは……」と、不安になってしまいかねません。そして、母親の不安自体が発達障害のリスク要因です。

もし、リスク要因を全て排除しようと努めたら、生活自体が破たんしてしまうと思います。それほど、リスク要因は、推定を含めれば、多岐にわたっていて、生活に密着したものも多いのです（あえて一例を挙げれば、妊娠中のスマホ使用）。

だからこそ、「信頼性の高い研究に基づくリスク要因」「軽微ではなく、大きなリスクとなる要因」そして「改善法の提示に結びつく要因」といったことを踏まえて、私は「脳発達科学的チェック項目リスト」を作成しています。

次章では、そうしたリスク要因を踏まえて、「チェックすべきこと」と「家庭ですべきこと」を、簡単に述べることにします。

2章

簡易版チェック項目と家庭ですべきこと

私は、実際にお子さんと親ごさんに面談して判断し、アドバイスをします。つまりひとりひとりに個別の対応を行うという「オーダーメイド改善法」です。

これは、お子さんごとに、リスク要因も、低下している脳機能も、環境・状況なども異なるためですが、データ収集と脳機能プロファイル（ＨＱプロファイル）の解析に、相当なエネルギーを使うものです。

発達障害をもつお子さんの育児に疲れてわが子に手をかけてしまうような事件に接するたびに、私は悲劇を二度と繰り返さないためにも、微力を尽くしたい、という思いを新たにします。

わが子に手をかけてしまったお母さんが、お子さんを連れて私の所に来てくださっていれば……と思わずにはいられません。お子さんの年齢が4～6歳なら最も改善しやすい年齢なので、改善を明確に見せることで、きっと希望が出てきて、悲劇は避けられたはずだ、とただただ残念に思うのです。

精神科医の診断では、保護者アンケートにより妊娠・出産時、出産後の様子を把握し、保護者への聞き取りを含めて子どもの状態を観察しながら、診断基準に照らし合わせて、診断名をつけます。

しかしながら、精神科医をいきなり訪れることのハードルは決して低くありません。さらに、脳科学の専門家ではない精神科医や小児科医の診断は、必ずしも正しいとは限らず、もっと問題なのは、改善法を教えてくれないことが多いという話は、何度も繰り返しました。しかし、発達障害に詳しい脳科学の専門家のもとを訪れることは、どこに専門家がいるのかという情報も含めて、さらに実現できにくいことと思います。

ではどうすれば、適切な診断と治療を受けることができるのでしょうか？

「よく分からない」というのが、親ごさん方が置かれた状況ではないかと思います。

ちなみに、ネット上では「発達障害のチェック項目」がたくさん見られます。精神科医が使う診断基準（ＤＳＭやＩＣＤ‐10）も見ることができますが、専門家の間でも議論や疑義があるくらいですから、一般の方が見てもそれこそ「誤診」に繋《つな》がるかもしれません。それに、これだけ多種多様なチェック項目があると、どれを信じたらいいか分からなくなるものです。実際、ネットで色々なことを調べてもよく分からず、途方に暮れて、私の所に来る方もかなりいます。

本来なら「これだけで十分」というチェック項目リストがあってしかるべきですが、そうなっていません。

そこで私は、発達障害の疑いのあるお子さんを持つ親ごさん方に、「これだけで十分」と言えるものに近い「簡易チェック項目リスト」を考えました。しかも家庭でできるものです。

「発達障害は脳機能障害」「脳には個性がある」という点から見て、家庭でチェックすべき項目は限られます。細かなことはいわばドーデモイイことです。

「こだわりが強い」「コミュニケーションがうまくいかない」「偏食が激しい」「動き回る」「突然叫ぶ」「キレて物を投げる」「文字が書けない」等々……といった症状から、発達障害を疑う人もいますが、これらは細部でしかありません。

脳機能と発達障害に関する豊富な科学的知識がなければ、細部（枝葉）から本質（根幹）を推定することは困難です（発達障害かどうか、その場合どのような脳機能がどの程度低下しているのか、という本質です）。また、細部には程度問題がありますし、どのような細部を見るべきか、ということも、お子さんごとに異なります。

私が行っている個別の教育相談では、親ごさんに多数のチェック項目リストに答えてもらいます。場合によっては、お子さんの顔の形状、表情、手の力、手の指、手相などを観《み》ることもあります。つまり、細部を観ますが、それはリスク要因を推定しつつ、「本質」を見抜くためのものです。

発達障害かどうか明確にするのは、お子さんにＨＱテストを受けてもらうことがベストです。テストができない場合には、臨機応変に色々なことを調べます。ＨＱテストができる場合では、テストをしている時のお子さんの様子をチェックします。場合によっては補足的なテストをします。

きちんとした判断をするためには、今述べたようなことをすべきで、そのためには私の所（人間性脳科学研究所）に来てもらうのがいちばんです。

とはいえ、家庭でもチェックできる項目はあります。ここで挙げるのはそうした簡易チェック項目リストです。それらは、細部ではなく、本質的なものです。ですから、当てはまる項目が多いほど、発達障害の疑いが高いと思って下さい。その場合、一刻も早く「適切な専門家」に診《み》てもらうことをお勧めします（そうした適切な専門家が少ないこと自体が問題ですが……）。

また、ある項目が当てはまった場合、家庭ですべきことのアドバイスをつけました。このアドバイスは、簡単に思えますが、実行することで、脳の発達によい影響を与え、発達障害の改善や予防に繋がります。

お子さんの「症状」がどうであれ、この本を手に取って下さった保護者のみなさまには、今日から、脳の発達へ悪い影響を与えることは止《や》め、よい影響を与えることを実行して頂きたいと願っています。

注意点と予備知識

発達障害の発症は通常は幼少期で、また、改善は8歳未満でないと困難なので、この簡易チェック項目リストは乳幼児（特に6歳以下）に関するものです。また、私としては「これで十分と言えるほど本質的な項目」を目指したとはいえ、症状には程度問題がありますし、紙面での記載ではどうしても限界がありますので、過信はしないで下さい。「きちんとした専門家に診てもらう前段階のような位置付け」程度としてみなすのが良いと思います。

予備知識として、知っておくべきことは、脳の成長・発達の特徴です。

脳は生後急速に成長して、8歳頃には成人の95％ほどの大きさになります。そして0歳から

1・5ないし2歳くらいまでは、「乳児脳」という独特な脳をしています。この時期では脳の発達が非常に速く（特に生後1年間）、かつ、脳の発達のパターンがそれ以降とは大きく異なります。

乳児脳の次の段階は「幼児脳」で、8歳頃まで続きます（その後は「児童脳」、ついで「思春期脳」に徐々に移行します）。この幼児脳も独特で、その大きな特徴は「未熟で未分化」ということにあります。この特徴は乳児脳でも当てはまりますが、発達のパターンが乳児脳とは異なるので、乳児脳とは分けています。

やや専門的になりますが、乳児脳では大規模な細胞死が起きつつ、脳の性分化と個性化が進みます。それに続く幼児脳では細胞死は少なくなり、神経回路（神経細胞のネットワーク）・神経システムが急速に形成され、成熟する脳領域が増えていきます。そのため、8歳の時点では未熟な脳領域は残り少なくなっています。

乳児脳と幼児脳ですべきことは、本来、異なります。ただ、6歳頃までは、母親との関係（特に、密な母子コミュニケーション）が非常に重要です。

乳児脳（2歳頃まで）では母親との関係が適切なら、それで十分、と言ってもいいくらいです。幼児脳の段階でも母親との関係の重要性は変わりません。ただ、それに加えて、「社会関係（特に集団遊び）」が重要になってきます。「しつけ」も大切で、乳児脳から幼児脳に移行する頃（2～3歳）から6歳くらいまでにきちんとすべきです。

何か問題があると、色々な「訓練」をしたり、特別なことをしたりしたくなるかもしれません。しかし、乳児脳はもちろんのこと、幼児脳でも、脳は「未熟・未分化」ですから、「すべきこと」は同じようなことばかりです。問題や症状が違うにもかかわらず、同じようなことをするだけでいいのは、問題・症状の根幹となる脳機能を伸ばすことで、色々な脳機能が（乳幼児では脳が未熟・未分化のせいで）汎化《はんか》的に発達させることが可能だからです（「汎化」とは、先述したように、ある脳機能の向上が他の様々な脳機能の向上にも広がっていくことをいいます）。

今述べた一般的な話を踏まえつつ、各項目を見て下さい。

1 目と目が合わない、笑いかけても笑わない（1歳頃から）

乳児脳では、母親との関係が最重要です。母親は乳児にとって特別な存在です。ですから、母親が目をみれば見つめ返す、笑えば笑い返す、というのが普通です。母親の声や匂いも大好きです。泣くのも、大好きなお母さんの注意を引くためです。

そんな母親が見つめても見つめ返さない、笑いかけても笑い返さない、というのは、乳児脳の発達に障害があるとみなせます。専門的には、見つめた時の瞳孔の変化や瞬きの変化などもチェックしますが、お母さんにはさすがにこれは無理だと思います。

ただ、これは程度問題で、1歳未満なら、「見つめ返す、笑い返す」ということがさほどなくても、心配する必要はありません。しかし1歳を過ぎてもそのような状態が何か月も続いていたら、脳に大きな問題があると推定できます。特に自閉症スペクトラムを疑います。

「見つめ返さない、笑い返さない」ということにお母さんが気付くのは、遅くとも1歳頃のはずです。それ以前に気が付くこともありますが、いずれにしろ、すべきことははっきりしています。

〈すべきこと〉

密な母子コミュニケーションをすること、そして、母乳だけで半年以上育てることです。

母乳が出ない場合、アラキドン酸（ARA）が含まれている人工ミルクにして下さい。DHAとEPAが入っている人工ミルクは多いですが、注意すべき点はアラキドン酸を含有しているかどうか、です。母乳で育てなくても、アラキドン酸入りの人工ミルクで半年以上育てれば、お子さんが自閉症スペクトラムになるリスクは半減します。

密な母子コミュニケーションは、「見つめ返さない、笑い返さない」ということに気づく前でも、後でも、是非ともすべきことです。

具体的には、頻繁なスキンシップ、語りかけ、笑いかけ、です。添い寝は当然です。

生後6か月まででしたら、肌着の下に赤ちゃんをいつも抱いている、という状態が理想的です。そして、お母さんの都合ではなく、赤ちゃんが飲みたい時に母乳が飲めるようにして下さい。ミルクで育てているなら、ミルクを飲ませる時に、同じようにして下さい。

6か月以降でも、同様です。乳児や幼児では、母親とのスキンシップほど脳の発達にプラスに働くものはありません。生後半年や1年を過ぎたら、さすがに「いつも抱いている」ということは難しいでしょうが、スキンシップを頻繁にすることは大前提です。ただ、お母さんが不安だったり心配だったりすると、その状態が子どもに伝わるので、その場合は避けて下さい。

スキンシップは、抱くことや触ることだけではありません。キスをする、額を合わせる、手をさする、お腹《なか》をさすって笑わせる、といったことも頻繁にすることが大事です。

そして、子どもの目と自分の目を合わせる、子どもに話しかけたり、笑いかけたりするということを頻繁に行って下さい。そのとき、目と目が合わなかったり、笑いかけても笑わなかったり、表情の変化がないとしたら、発達障害の可能性があります。特に自閉症スペクトラムを疑います。

だからこそ、密な母子コミュニケーションなのです。「見つめ返さない、笑い返さない」となるとコミュニケーション自体がうまくできないので、「密な母子コミュニケーション」と言われても困惑してしまうかもしれませんが、お母さんができることはあります。お腹をさすって笑わせる、といったことを代表とする頻繁なスキンシップと、語りかけ、笑いかけです。お子さんが少しでも反応したら、同じような反応を大げさなくらいにして下さい。少しでも笑ったら笑い返す、触ってきたら、触り返す、言葉を発したら、同じ言葉で受けて、さらに話を膨らませる、といったことです。寝る前の読み聞かせも意味があります。お子さんが聞いていないように見えても「脳」は聞いています。

「見つめ返さない、笑い返さない」という症状は言葉の遅れとも関係します。

赤ちゃんは生まれた時からすでに、言葉を脳レベルではある程度理解しています。言葉が出る1歳頃までもそうで、単語のみならず文法も脳レベルでは多少なりとも理解できます。言葉を出すこと（発話）よりも「言葉の理解」が（脳レベルでは）先行している、ということです。

ですから、誕生後からの「語りかけ」が言葉の発達に重要なのです。見かけ上は、簡単な単語を理解しているように見えるのが1歳頃からなので、語りかけなどは1歳頃からで十分と思われるかもしれませんが、これは誤解です。誕生後からの「豊かな言葉環境」が言葉の発達を促すわけです。

言葉の理解よりも遅れるのが発話で、1歳頃になって、「あー、うー」という喃語《なんご》といわれる音声の中に、簡単な赤ちゃん言葉が混ざってきます。ただ、赤ちゃんの体験や個性によって、言葉の理解や出方はかなり差があります。

理解できる言葉の数が急激に増えていっても、話す言葉は最初はゆっくりとしか増えません。ただし、2~3歳頃に「語彙爆発《ごいばくはつ》」という現象が起きて、言葉が急速に増えます。

言葉が育っていく3歳くらいまでの時期に、無理に言葉を言わせようとして、テストやクイズのようなものはすべきではありません。

「絵カード」を見せて、その絵に対応する言葉を言わせる、というような方法もありますが、これは言語の本質から見て無意味か、有害なので、避けて下さい。

赤ちゃん言葉は訂正する必要はありません。大人が車を見た時に「ブーブー」と言ってみせることも、赤ちゃんが真似《まね》しやすいので、おすすめです。

赤ちゃん言葉に抵抗のある大人が無理に赤ちゃん言葉を使う必要はありませんが、赤ちゃんが、何か音を「あー」と発した時に大人が「あー」と真似してやると、赤ちゃんは喜んで、ますます声を出すようになります。発音しやすい擬音語や擬態語「すいすい」「らんらん」「きらきら」など、赤ちゃんの目にするものに合わせて、遊びの音を聞かせてやることも大切なことです。

赤ちゃんが興味をもつものの名前を聞き取りやすいようにゆっくり、単語だけを言ってやる、ということを続けると、言葉の数が増えていきます。

聞き取りやすい、つまり、他の音が聞こえない、静かなところで語りかけることを続けてみることです。

お母さんが疲れてしまってはいけませんから、お母さんが穏やかな気持ちでいられる時間、なるべく肌の上で直接抱いてあげて、目に入るいろいろなものについてのお話をゆっくり、静かな声で聞かせましょう。

内容が分からなくてもよいのです。はっきり、ゆっくり、静かなリズムでお母さんが話しかけてくれる声が、子どもには心地よく響きます。

あせらず、話しかけます。

例えば、

「風がカーテンをゆらして、カーテンの黄色がきらきら光っているの。ママはこんな天気が大好きなの。大好きといえば、オムライスも大好きなのよ」などと、独り言としか思えないことでも、優しく、穏やかに子どもに向かって話し続けてください。疲れたら、止《や》めてよいのです。好きな歌をうたってもよいのです。その時も、穏やかな気持ちになれる、ゆったりした歌をうたってあげましょう。強すぎる刺激はよくありません。

こうしたことを頻繁にしていてはお母さんは疲れてしまうかもしれません。その際には、バラエティ番組を見せて下さい。アニメや幼児向け番組は無意味です。実写で社会関係が豊富、というのが、バラエティ番組の特徴です。言葉も笑いも表情の変化もバラエティ番組には多く、お子さんがテレビ画面を見ていなくても、「脳」は多少なりとも見たり聞いたりしています。

ただし、一日2時間未満、ということが原則です。あまり長いテレビ視聴は脳の発達にマイナスです。「密な母子コミュニケーション」ができなかったり、疲れてしまったりした時に、バラエティ番組を見せる、といった感じです。

NGなのは不安や怒声です。怒り顔や怒った声も脳の発達には意味がありますが、「見つめ返さない、笑い返さない」という状態では、お母さんの「明るい声」「笑い顔」がいちばんです。

2 視野の一部で物を見る（1歳頃から）

静止した物体をまっすぐに見る、というのは一見単純なようで、実は高度な脳内神経システムが関与しています。そのため、高次脳機能に障害があると、物を見る時に視野の一部で見る、ということが起きます。

お子さんに指や鉛筆の先端などを見させて下さい。その時、視線がずれている場合、「視野の一部で見ている」ということになります。人と対面した時には、相手を見下ろしたり、横目で見たりする、というようなことが起こります。上目づかいはあまり見られません。見下ろすことのほうが多いですが、それはそのほうが本人には見やすいからです。

もちろん、これも程度問題ですし、興味のない物はまっすぐに見つめません。ですから、何かの物（おもちゃなど）に熱中している際に、視線がまっすぐかどうかチェックするというのがいいでしょう。

もし、視野の一部で物を見る、ということが頻繁に起きていて、かつ、数か月以上持続している時は、脳に大きな問題があると推定できます。病名としては「自閉症スペクトラム」を疑います。

〈すべきこと〉

視野の一部で物を見る、というと、「まっすぐに見ることの訓練」がいいと思われるかもしれませんが、そんな訓練は無意味です。眼を動かすことの訓練も不要です。

視野の一部で物を見ることは、脳のレベルでは「見つめ返さない、笑い返さない」という症状と同じような状態だとみなすことができます。

ですから、「目と目が合わない、笑いかけても笑わない」という項目で挙げた〈すべきこと〉をして下さい（母乳や人工ミルクに関しても同様です）。

3 言葉が遅い（1歳半頃から）

言葉が出る時期（月齢）は個人差が大きいので、多少遅くとも過大な心配は不要です。ただ、1歳半から2歳頃までに言葉が出ない場合、脳機能障害がある可能性があります。3〜4歳を過ぎても、いわゆる「語彙爆発」（語彙が急速に増える）が起こらないことも問題です。そして、「見つめ返さない、笑い返さない」や「視野の一部で物を見る」という症状と組み合わさった場合、明らかに脳機能障害で、自閉症スペクトラムか精神遅滞（知的障害）を疑います。こうした症状と組み合わさっていない場合には、「様子を見る」ということでもいいですが、発達障害の可能性はあります。

言葉が出始めた時に、注意すべきことは、「ファスト・マッピング（fast mapping）」ができるかどうか、です。ファスト・マッピングとは、ある言葉を覚えると、その言葉が示すカテゴリーが同時に分かり、同じカテゴリーの対象を同じ言葉で言える、という現象です（ファスト・マッピングで語彙爆発も起きます）。

言葉はまさに人間的なもので、とても高度です。その本質は「抽象化・カテゴリー化」にあります。「リンゴ」という言葉で、すべてのリンゴ（実物のみならず絵や模造品なども含みます）

を表すことができるのは、「リンゴ」という言葉の抽象性とカテゴリー性のせいです。言葉が遅い場合、自閉症スペクトラムの他に精神遅滞（知的障害）を疑うのは、知的能力が低いと「抽象化・カテゴリー化」がうまくできないからです。

例えば「リンゴ」なら、見る角度が違っても、置いてある場所が違っても、テレビ画面に映っていても、色が多少違っても、数が変わっても、「リンゴ」です。一度「リンゴ」という言葉を覚えれば、どんな「リンゴ」でも「リンゴ」と言える、ということが肝要なのです。名詞以外でも同様で、動詞の「歩く」は、どのような歩きでも「歩く」です。一度「歩く」という言葉を覚えれば、どのような歩きでも「歩く」と言えます。

こうしたファスト・マッピングができるようになると、言葉・語彙は飛躍的に増えます。逆に言えば、ファスト・マッピングができないと、言葉は発達しません。むろん、二語文などもムリです。言葉が出始めた時にファスト・マッピングができるかどうか是非ともチェックして下さい。

2歳過ぎても言葉が出ない時に、「言葉の訓練」をする施設や教室があるようですが、その訓練ではファスト・マッピングを促すことをすることはあまりないようです。たとえば、絵カード（たとえばリンゴの絵）を見せて、「〇〇」と言わせるような訓練がありますが、これは言葉の本質から見て不適切な方法です。リンゴの絵には「リンゴ」と言えても、実物や他の場所でのリンゴには「リンゴ」と言えない、ということが起こり得るからです。これは言語の本質から外れています。

〈すべきこと〉

まずは耳（聴覚）のチェックをして下さい。

難聴ですと、言葉は遅れます。出てこないこともあります。難聴による症状から「発達障害（特に自閉症スペクトラム）」と診断されることもあります（まさに誤診ですが、実際にこうした誤診を受けたお子さんを私は何人か扱ったことがあります）。難聴の度合いや特徴は様々なので、疑わしい場合は、素人判断はせずに、耳鼻科などの医師に診てもらって下さい。

難聴ではない場合、言葉の遅れは、脳レベルでは「目と目が合わない、笑いかけても笑わない」「視野の一部で物を見る」と同じような障害（あるいは発達の遅れ）だとみなして結構です。ですから、すべきことは、「目と目が合わない、笑いかけても笑わない」と同様です（母乳や人工ミルクに関しても）。

特に、頻繁な語りかけをして下さい。お母さんが語りかけに疲れたら、バラエティ番組を「2時間未満」を原則として、見せて下さい。画面を見ていなくても、「豊富な音声言語に囲まれる」ということで、脳レベルでの発達が促せます。

できれば、おばあちゃんに手助けしてもらって下さい。おばあちゃんと住むか、あるいは、毎日のように来てもらって、お子さんに頻繁に語りかけてもらい、「言葉漬け」のような環境にすることです。

おばあちゃんは少なくとも一度は子育てを経験していますから、子どもを扱うのも上手なはずです。しかも、大抵は、話好きです。おばあちゃんによる「言葉漬け」は、言葉の発達に相当に意味のあることです。ついでに言えば、おばあちゃんとよく接する幼児ほど知能が高い、というデータもあります。この点でもおばあちゃんに手助けしてもらうことは意味があります。

言葉を発することが楽しくないと、言葉が出ない、少ない、ということも起こります。なので、楽しい雰囲気で言葉を出すようにして下さい。具体的には、くすぐって言葉を出させたり、楽しい遊びをしながらの発話です。

歌をうたうような感じでの発話も効果的です。歌をうたうだけでも言葉の発達を促します。

それでも言葉が出ないか少ない場合、指と声の両方を使って数を数える、という訓練をしてみて下さい。「数えること」は、サルでもできることで、進化的に古い、知的能力の基礎です。そして、数は本質的に抽象性とカテゴリー性をもっています。二本の指でも二個のお菓子でも二本の鉛筆でも、対象に関係なく「に（二）」です。

声だけではなく、指を使ったボディーランゲージを組み合わせることで、数を言えるようにするのがよい方法です。数が言えたら、色々な物の数を言うようにして下さい。これで「ファスト・マッピング」の脳内基礎ができます。そうすれば、数以外の言葉も出るようになるはずです。

ただ、数ばかり数えていると、数を数えることしかできなくなってしまいかねません。数でのファスト・マッピングができるようになったら（指から始めて、他の様々な物や人の数を言えるようになったら）、数以外での言葉での語りかけや読み聞かせを頻繁にして下さい。

4 頻繁に首を振る（2歳以降）

ＡＤＨＤ（注意欠陥多動性障害）の子どもは、よく首を振ります。たまにやるという感じではなく、かなりの頻度で一日に何十分間（場合によっては何時間）も首を振る傾向があります（もちろん、その程度には個人差があります）。そうした首を振る動作は、無意味な場合が多いです。静止した物を速く見るため、という首振りもあります。自分が首を振ることで、静止した物は速く動くように見えるせいです。そのため、首を左右に振ったり、揺れるように振ったりするケースが多いです。

首振りは1歳未満の赤ちゃんでもします。1歳未満の場合、「てんかん」を除けば気にすることはありません（てんかんの場合、首振り以外の発作も起きますし、脳波検査で分かりますから、小児科医にすぐに診てもらって下さい）。

ここで問題にしているのは1、2歳以降での首振りです。手や足を同時に動かすこともあります。首を振りながら、手や足を無意味に動かすケースはかなり多いです。

ちなみに、「止《や》めなさい」などと叱って収まる首振りや多動は、大したことではありません。ここで問題にしているのは、いくら叱ったり体で押さえたりしても収まらない首振りです。

〈すべきこと〉

首振りとは無関係に思えるかもしれませんが、脳科学的に適切な方法は、「しつけ」です。

しつけ、と言っても、首振りや手足の多動を言葉や体で押さえることではありません。生活習慣をきちんとつける、ということです。「時間制限法」ともいいますが、ある一定の時間内で食事をする、ある時間からある時間までは遊ぶ、一定の時刻で起きる、寝る、といったことで十分です。

あいさつを一定の時にする、ということも大切です。「行ってきます」「いただきます」「ごちそうさま」「ただいま」といったことです。特に、食事の前に「いただきます」と言うようにして下さい。

「食べ物を前にして待つ」ということは相当に高度かつ重要なことです。「いただきます」と言ってから食べ始める、ということで、短時間でも「待つ」という行為が伴います。「待つこと」の脳機能はとても重要ですから、短時間でもいいので「待つこと」を食事以外でも生活に取り入れて下さい。

こうしたことは保育園ではしているはずです。保育園に入れる環境にあるなら、生活習慣をきちんと身に付けさせる園に2歳頃から迷わず行かせて下さい。

箸を使うことも脳機能発達に相当によく、ＡＤＨＤ的な状態を改善しますので、家では箸を使わせて下さい。補助箸ではなく、最初から通常の箸を使うことが肝要です。園でも「見識のある園」では昼食では箸だけを使うようにしていますから、この点を見て園を選べばいいと思います。

食事も大切です。米食（ごはん）と魚を基本とした和食がベストです。魚なら何でもいいです。炭酸とカフェインが入っている甘い飲み物は厳禁です。こうした飲み物を日常的に飲んでいた幼児を教育相談で扱ったことが何回かあります。その全《すべ》てのお子さんが「ＡＤＨＤ」という診名でしたが、悪影響の飲み物を一切絶つだけで、数週間で改善しました。

炭酸が入っていなくても、甘い飲み物（ショ糖入り）もＮＧです。ショ糖ではなく果糖ならＯＫなので、野菜ジュースや果実ジュースは問題ありません。

カフェインはＡＤＨＤの症状を緩和するという説も一部ではありますが（詳細は省きますが、ＡＤＨＤ用の薬物とカフェインの性質がやや似ているせいです）、この説はほぼ否定されています。ただ、一部の子どもには効果がある可能性があるので、緑茶や紅茶などを数週間ほど飲ませてみてもかまいません。しかし、カフェインは、脳科学の観点からは、乳幼児の脳の発達にはマイナスで、むしろ多動を助長する可能性がありますから、効果がないか、あるいは、より多動になるようでしたら、すぐに止《や》めて下さい。

ＡＤＨＤかその傾向のあるお子さんの脳にとって最もいい行為は「外での集団遊び（3人以上）」です。知的障害のあるお子さんでもそうです。日光も重要ですので、屋外がよく、かつ、集団での遊びが最良です。

ＡＤＨＤかその傾向のお子さんは集団遊びが苦手かできないこともありますが、むしろ、それだからこそ外での集団遊びを積極的にすることで、脳が適切に発達します。幼児期に主体的に思いっきり遊んだ子どもほど、いわゆる「難関大学」に合格する可能性が高い、という調査もあります。集団では難しい場合には、ひとりでもいいですから、公園などの屋外で思いっきり遊ばせて下さい。

遊びには多少危険な行為が伴ったほうがさらにいいです。命にかかわる行為はもちろん論外ですが、「多少危険な外遊びを制限しすぎることで子どもの脳の発達が阻害されている」ということが近年になって分かってきました。多少危険な外遊びによって創造力や社会性、「心の強さ」などが発達することも実証されています。そのため、一部の国（カナダなど）では、多少危険が伴う外遊びが見直され、推奨され始めています。

多少危険な遊びには、「これ以上したら危ないから止《や》めよう」とか「ここで進む方向を変えよう」といった自己制御が伴うことが多いですし、注意力も自《おの》ずと必要になります。こうした脳機能は発達障害（特にＡＤＨＤ）と深く関係しますので、発達障害の予防や改善効果も期待でき、この点でも推奨できます。

こうした遊びと真逆にあるのが、デジタル機器でのひとり遊びや「知育」です。

デジタル機器は、刺激の速度が速すぎたり、バーチャル的な場面が多すぎたりします。これらは全て、脳の発達にマイナスですので、している場合は即刻止めて下さい。パソコンで長時間作業をする中学生ほど読解力が低いという調査もあります。中学生でのパソコン使用も問題になるくらいですから、6歳頃までの幼少期でのデジタル機器の使いすぎがマイナスなのは当然でしょう。

「非現実的な刺激は脳の発達にマイナス」という原理は、特に幼少期では、はっきりしています。知育教材などでも、アニメなどの非現実的な刺激が往々にしてありますし、場面が急に変わったりします。「場面が急に変わる」ということは現実世界では起こり得ないことです。ただ、たとえば、「いないいないない、ばあ」といった現実的な変化（視野から顔がいったん消えて、再び現れる）は現実世界で起こるので、赤ちゃんでの「いないいないない、ばあ」は推奨できます。しかし、2歳以降ではこうしたことをあえてしなくても、集団遊びで十分です。多種多様で現実的な刺激や変化が集団遊びには含まれているからです。多少危ない行為があってもいいですから（というか、あったほうがいいです）、外で思いっきり遊ばせて下さい。

5 箸がうまく使えない、迷路がうまく書けない（4歳以降）

手の器用さというのは、脳機能にとって極めて重要です。特に、6歳頃までの脳は「未熟で未分化」という特徴をもっているので、手の器用さは高次脳機能や知能と深く関係します。

発達障害に深く関係するのは、HQ論を援用すれば、人間性知能HQです。私たちの調査では、箸の使い方が下手な子どもは、HQが低いという結果が出ています。4歳になるまでに、箸を使い始める必要があります。4歳以降に箸を使い始めた子どもは、4歳前に箸を使い始めた子どもの脳に比べると、発達が遅くなり、ＨＱ（ＩＱも）が低いというデータもあります。

発達障害は「ＨＱ障害症候群」ですから、４歳を過ぎても箸がうまく使えない場合、発達障害の可能性を疑います。ただ、この場合、４歳未満から箸を使い始めるということが前提です。４歳頃から箸を使い始めた場合、最初は箸をうまく使えないのは当然です。ただ、４歳頃に箸を使い始めてから半年ほどたっても握り箸程度のレベルだった場合、発達障害の可能性はあります。

箸使いでチェックできない場合、「迷路書きチェック」があります。入り口と出口のある５ミリ程度の幅の簡単な迷路を紙に書いて下さい。迷路作り自体は保護者がします。そして、お子さんに、入り口から迷路をうまく通るように（迷路の壁に当たらないように）、鉛筆で書かせて下さい。その際に迷路の「壁」に頻繁に当たったり、壁を貫通したりすることが多かったりする場合、発達障害を疑います。特にＡＤＨＤ傾向か知的障害傾向です。

迷路書き以前の問題として、４歳過ぎても、鉛筆を持てないとか、「迷路の意味」が分からないとか、鉛筆で紙の上にぐちゃぐちゃした線などを書く、ということもあります。この場合は、ほぼ確実にＡＤＨＤかその傾向があります。知的障害傾向も濃厚です。このようなお子さんは、箸も使えないはずです。「手の器用さ」と深く関係する脳機能がとても低いためです。

〈**すべきこと**〉
箸は、本来なら、４歳前に（できれば２歳頃から）使い始めるべきで、これは発達障害の予防や改善に繋がります。とはいえ、4歳以降でもいいので、箸を使うようにして下さい。最初は握り箸でいいです。補助箸は無意味です。最初から普通の箸を使うのがポイントです。

箸は食べるための道具です。そして、多種多様の道具を使うというのが、人類の大きな特徴で、高度な脳機能と結び付いています。そうした道具の中でも、「箸」は「食べたい」という欲求と結び付いている、という点で独特な道具です。そして、「食べたい」という時の脳の状態は、脳の発達に適しています（脳の発達を促す脳内ホルモンが高まっています）。ですから、食事の時に箸を使うのは、脳の発達に相当にいいのです。同じ理由で、食事時間を一定に制限することや、「いただきます」と言ってから（多少待ってから）食事をし始めることも、脳の発達にとってよいことです。

迷路がうまく書けない場合、「迷路の訓練」をする必要は全くありません。迷路を書く程度の手の動きは、箸使いでの微妙で繊細な動きとは大きく違います。また、「食事をする」という脳状態で迷路をすることも普通はなく、この点でも箸にはかないません。

迷路訓練をすると、「迷路はできるが、他の手の細かい動作はできない」という状態にもなりかねません。「汎化」という言葉を使えば、箸では汎化が起こりますが、迷路訓練では汎化はほぼ起こりません。

なお、「箸がうまく使えない、迷路がうまく書けない」というのは、前項の「頻繁に首を振る」と脳レベルでは同じような状態ですから、そこで記載した〈すべきこと〉を参照して下さい。

6 山なりのキャッチボールがうまくできない（4歳以降）

現実的な速度で動いている対象を眼でスムーズに追うことや、両手をうまく使うことも、発達障害の多くの子どもはできません。これら両方がそろっている行為が「山なりのキャッチボール」です。また、山なりのキャッチボールには「落下点の予測」という高度な脳機能も必須ですから、この点でも「山なりのキャッチボールができるかどうか」は発達障害の簡易チェックとして適当です。

部屋の中でもいいですので、軽いボールや小さめのぬいぐるみなどを使って、山なりのキャッチボールをしてみて下さい。チェックポイントは、そのような物体の動きを眼でスムーズに追っているか、両手を同じように使ってキャッチするかどうかです。もちろん、キャッチできるかどうかが主なチェックポイントですが、キャッチできたとしても、眼で追っていないとか、両手の動きがバラバラな場合、問題です。また、対面してキャッチボールをしようとしても、横を向いたり、避けたりして、キャッチボール自体に何ら興味を持たない場合もあります。

対面での山なりのキャッチボールがうまくできなかったり、こうしたこと自体に興味を示さなかったりする場合、発達障害の可能性は高いです。診断名としてはＡＤＨＤを疑いますが、自閉症スペクトラムや知的障害などの可能性もあり、様々な発達障害と関係します。

〈すべきこと〉

4歳以降で山なりのキャッチボールができない場合、この行為を日常的にすること自体が発達障害の改善効果を多少なりとももちます。

お子さんが最初は興味を示さない場合は、ご両親がおふたりで楽しくキャッチボールしていると興味をもつことが多いので、そうしてみて下さい。

キャッチボールをする時間は一日10分~20分程度で十分です。毎日行うのが望ましいですが、週に2、3回でもOKです。お子さんがうまくキャッチできなくても、ネガティブな言葉やしぐさをせずに、楽しみながらすることが肝要です。

7 「木と家」や「顔」を描いてみる（4、5歳以降）

子どもに絵を描かせて、その絵を見ておおよその見当をつけることもできます。

例えば、「木と家」を描いてもらいましょう。ADHDかその傾向の子どもは、絵を描くこと自体ができないことが多いのですが、軽度なら描けるでしょう。

出題の注意点は、「木のある家」を描いて下さいという言い方ではなく、「木と家」を描いて下さいということです。

「木と家」を描いてください、と言われたときに、木と家を関連性なくバラバラに描くことがあれば、それは、こちらが言っていることが理解できない、推論できない、という可能性があります。また、木と家が結び付いているものだということが理解できていない場合もあります。木と家を結び付ける、つまり物事を結び付けることができないのです。

それらのことから、木と家をバラバラに描くということは、推論ができないか、あるいは、異なった対象を関連付けることがうまくできない、ということになります。これらはどちらも、前《ぜん》頭前野《とうぜんや》の機能低下（HQの低下）の特徴のひとつです。

統合失調症の患者さんにも同じ傾向があり、木と家を描かせると、木と家がバラバラなものを描いてきます（統合失調症では、前頭前野の機能が低下していることが多いです）。

もうひとつ、気になる絵は、何かが突出している場合です。例えば、家の絵ならば、屋根だけがとても大きいとか、木にならば、幹だけが突出して大きく、枝はものすごく小さい、または描かないという具合です。これは、細部に捉《とら》われている、あるいは、対象の関連付けがうまくできない、ということで、やはり、HQ低下の特徴のひとつです（統合失調症でも同じような絵を描く患者さんが多いです）。

「位置関係の認識・理解の程度」も、木と家の絵から読み取れます。健常児では、家と木の位置関係が適切で、家のそばに木を描くことが多いです。一方、ADHDかその傾向の子どもの場合、位置関係が不適切で、木と家が離れすぎていたり、逆に、接触していたりします。木と家が無関係のような位置関係、ということです。「木と家をバラバラに描く」ということには、こうした「位置関係の認識・理解の低下」という側面があります。

このことと関係して、6歳以降では「時計を描く」ということも発達障害改善の現場ではよくすることです（5歳ではまだ早すぎます）。時計の数字の位置関係がチェックポイントで、ADHDかその傾向の子どもは、数字の間隔がバラバラです。「数字の位置関係が不適切」ということです。

こうしたことは、他の絵でも分かることです。たとえば、「お父さんとお母さんを描いてみて」と言って描かせた絵で、お父さんとお母さんの位置関係が不適切だったら、ADHDかその傾向を疑います。

つまり、ADHDかその傾向の子どもは「対象の位置関係」に関わる脳機能が低下しているのです。

こうした子どもが箸をうまく使えない理由のひとつも、ここにあります。食べ物と箸との位置関係をうまく理解できなければ、箸で食べ物を取ることはできません。迷路でも同様で、迷路と鉛筆との位置関係が理解できなければ、迷路をうまく辿《たど》れません。箸や迷路では「細かい手の運動制御（器用さ）」が主に関係しますが、「対象の位置関係の理解」も多少なりとも関与している、ということです。

顔の絵も発達障害のチェックとしてかなり有用なので、「顔を描いて」と言って、顔を描かせてみて下さい。

目や鼻、口などの位置関係が不適切な場合、ADHDかその傾向を疑います（対象の位置関係

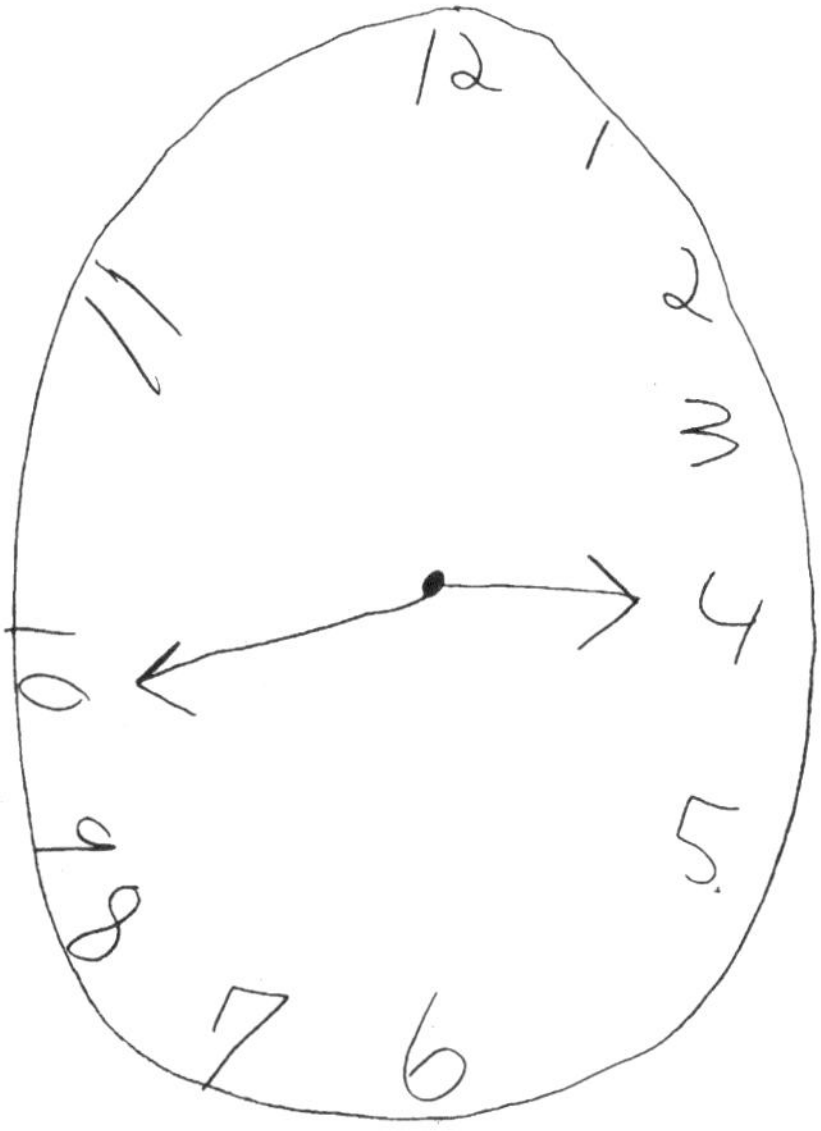

ADHDの9歳児の時計の絵

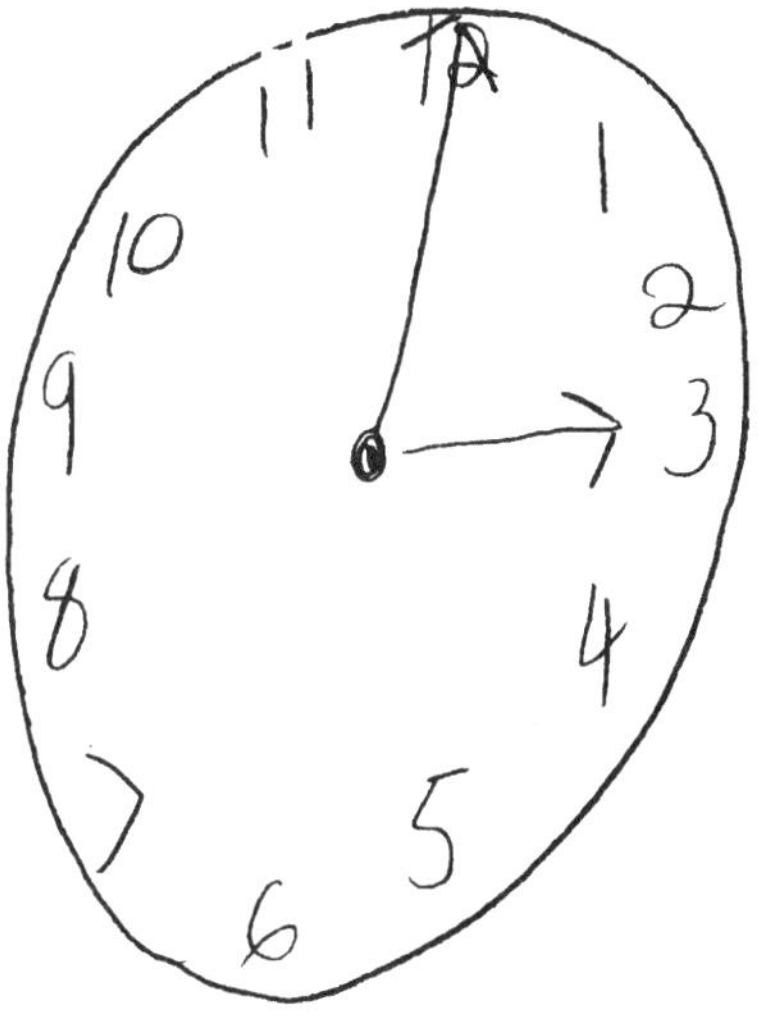

発達に問題のない9歳児の時計の絵

がうまく理解できていないと推測できるので)。ただ、これは程度問題で、健常児でも位置関係が不適切な場合がありますから、「木と家」の絵の描き方と総合して判断しましょう。

一方、顔の輪郭は描けても目や口などのパーツを全く描いていない、という場合、自閉症スペクトラムを疑います。ただ、そこまで極端なことは稀《まれ》ですので、次のような諸点に注意して下さい。

① 「顔を描いて」と言っているのに、顔に加えて身体や全身を描く。
② 耳を描く。
③ 目が描けても瞳を描いていない。
④ 顔にはない物を顔の輪郭の中に描く。
⑤ アクセサリーの類を強調して描く。

これらも自閉症スペクトラムの特徴になります。自閉症スペクトラムでは顔や表情に興味が無いか薄いため、こうした特徴が顔の絵に出てくるわけです。

〈すべきこと〉

絵を描くことは、あくまでも、発達障害の可能性をチェックするためのことで、問題のある絵を描くからといって、絵を描く訓練など不要です。強制的に絵を描かせることは、むしろマイナスです。一方、絵を描くことが好きなお子さんなら、好きなように絵を描かせて下さい。

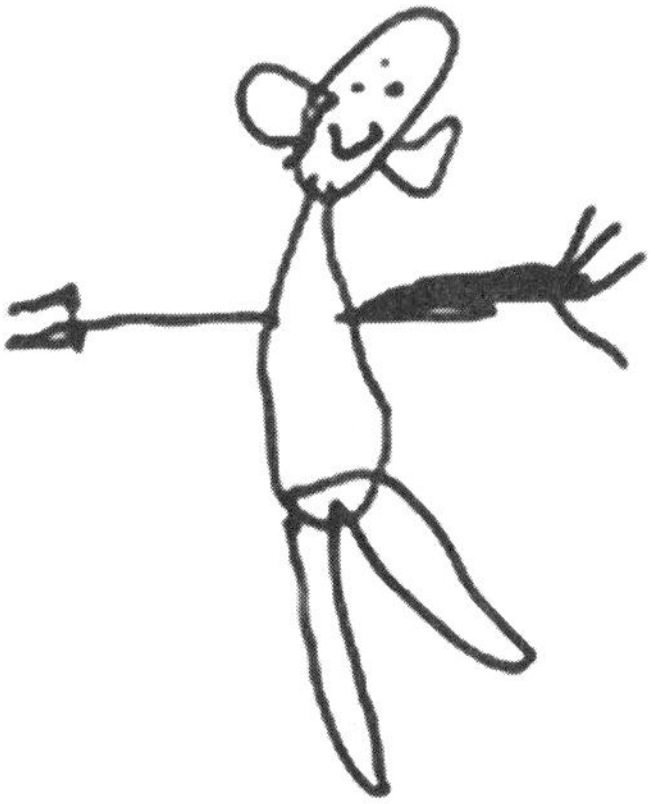

自閉症スペクトラム障害の
子どもが描いた「顔」の絵

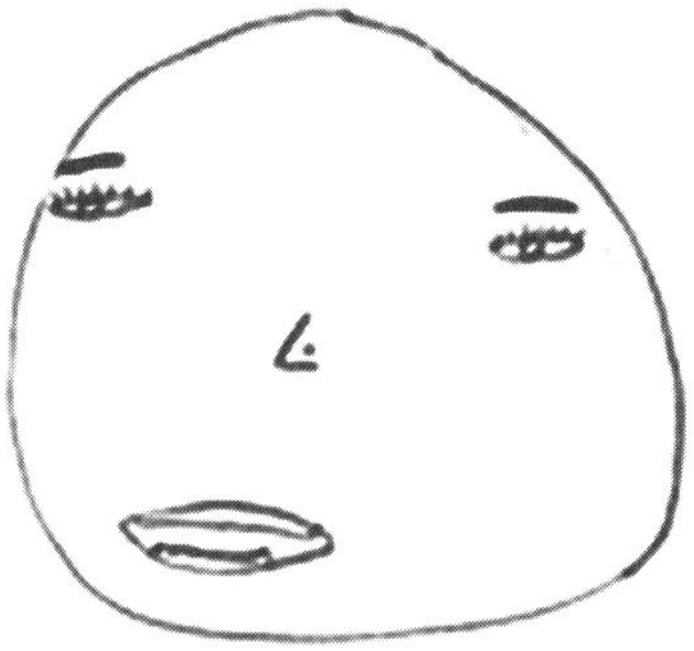

発達に問題のない
子どもが描いた「顔」の絵

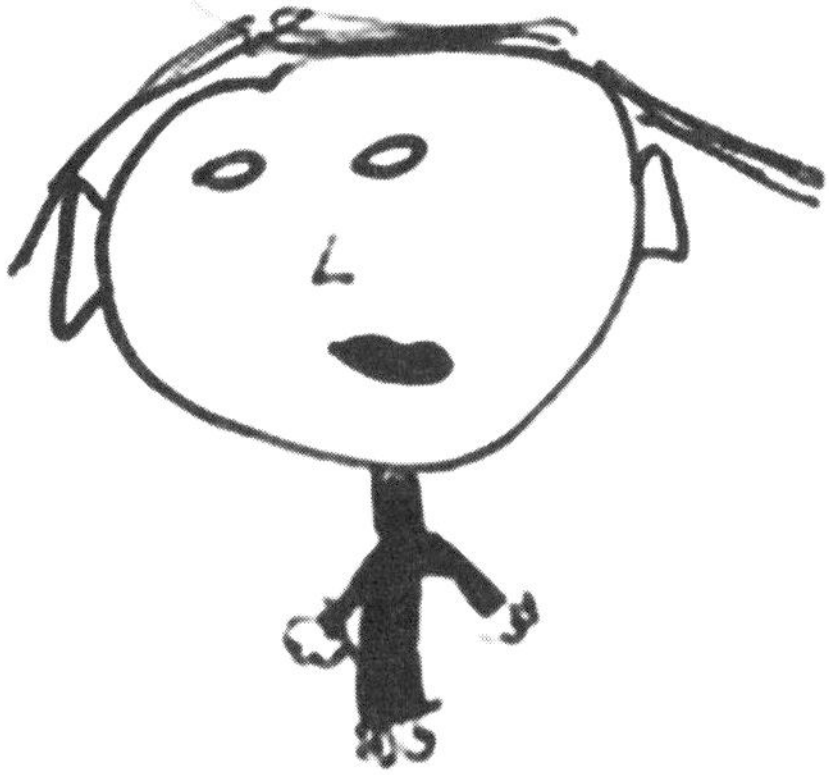

耳の聞こえない
子どもが描いた「顔」の絵

「木と家の絵」や「時計の絵」で問題がある場合、先述した「頻繁に首を振る」「箸がうまく使えない、迷路がうまく書けない」と脳レベルでは同様だとみなせますから、そこで述べた〈すべきこと〉をして下さい。

「顔の絵」で問題がある場合は、「言葉が遅い」の項で述べたように、まず、耳（聴覚）の検査をして下さい。耳が不自由な子どもは、自閉症スペクトラムの子どもと似たような「顔の絵」を描くことが多いからです。「難聴」と「自閉症スペクトラム」は当然ながら全く違うものですが、見かけ上同じような症状が出ることがあることには注意が必要です。「顔の絵」はその典型例です。

聴覚に問題がない場合、自閉症スペクトラムの疑いが強くなります。脳レベルでは、先述の「目と目が合わない、笑いかけても笑わない」「視野の一部で物を見る」「言葉が遅い」と同じような状態ですから、そこで述べた〈すべきこと〉をして下さい。

3章

澤口式育脳法
―「教育相談」の実際

脳機能検査（HQテスト）の実際

現在私は、発達障害と診断されたお子さんを中心に教育相談を行っています。できるだけ多くのお子さんの相談に応じたいのですが、私ひとりではやはり対応できる人数に限りがあります（オーダーメイド改善法、ということもあって、相当なエネルギーと時間を使いますし…）。多くのお問い合わせをいただいていることもあり、この本を出版することで少しでもお役に立てるようにと考えました。年齢と改善が密接な関係にあることから、すぐに面談を望まれる方もおられるかもしれませんが、何卒ご了承いただきたく存じます。

この本を出版するにあたって、「多くの方のお役に立てるならば」と、A君とお母さんが脳機能検査に協力してくださいました。

この場を借りて感謝の気持ちを伝えたいと思います。

では、私が実際にA君（9歳）に行った面談による脳機能検査（HQテスト）と、その結果の脳機能プロファイル（HQプロファイル）を簡単にご紹介しましょう。A君は9歳で改善が難しい年齢と言えますが、そのことをお伝えした上で、本書での脳機能プロファイル公開にご協力いただきました。

※アドバイスは、面談や脳機能テストの結果、年齢など様々な事柄でひとりひとり異なります。これからお話しするものは、あくまでA君へのアドバイスとなります。全《すべ》ての方にあてはまるものではありません。間違わないようご注意ください。また、実際にはもっと詳細なアドバイスをしていますが、プライバシー

の問題もあるので、簡略化しています。

A君のお母さんには、事前にチェック項目リスト（アンケート）に記入して頂き、その結果を踏まえた上で、後日「人間性脳科学研究所」に来て頂きました。

さて、2015年2月。A君が「こんにちは」と、明るい笑顔でお母さんと研究所を訪れました。A君は9歳。1434グラムの低体重児で生まれたため、成長が遅かったといいます。園児の頃に小児科医に発達障害の疑いがあると告げられ、それから、いくつかの精神科医や作業療法士を訪ね現在にいたっているということです。これまで、はっきりと診断名を告げられたことはないけれど、お母さんは、A君をADHDだと思っています。

私がお母さんから話を聞いている間、A君は、研究所の中を動き回り、色々な所をのぞいたり、触れたりしてチェックしていました。その行動の中には、探索行動と言えるもの、つまり、興味をもってチェックしているものもあるようです。

初めて来た場所などで、子どもがうろうろと動き回ったりすると親は心配になってしまいますが、興味をもってチェックしている、ということが観察されれば、それは好奇心の範囲内と考えて下さい（多動と探索行動をごっちゃにしてしまうのは、それこそ誤診に繋《つな》がります）。

好奇心はとても重要な脳機能ですから、新しい場所に来てもじっとしているほうがかえって心配です。また、注意を何かに向けることなくうろうろ歩き回り、時に衝動的に物を投げたり壊したりする場合は、かなり問題で、発達障害の疑いが高まります。

A君は、しばし探索行動的に動き回っていましたが、今度は、いきなり自分が持参した大好きな本のページをめくり、一生懸命にその本の話を始めました。

お母さんの話では、キレた状態になったとき、手がつけられないという悩みもあります。A君は、普通学級に通っているのですが、暴力的になるということで、学校から呼び出されることがしばしばあるそうです。家庭では、そのような時は、しばらく放っておき、自分から落ち着くのを待つという方法をとっています。

私がA君に「これからテストしてもいい?」と尋ねると、A君は「うん。楽しみ」と笑顔で返事をしてくれました。

A君は9歳なので、テストも年齢に相応《ふさわ》しいものを選びました。

私はA君と机をはさんで向き合い、1問ずつテストを渡し問題の内容を説明し、「はい」の合図でテストに挑んでもらいます。そして、ストップウォッチで正確な時間を計り、「おわり」を告げていきます。

たとえば、こんな風にテストのやり方を説明していきます。

澤口　これはね、この中に、ほかとは違ったものがあるんだ。それを全て見つけて、鉛筆でマルで囲んでね。分かりそうかな?

A君　うん。簡単。

澤口　はい、スタート。
A君　できちゃった。
澤口　すごいね。全部できちゃったね。

これは専門的には「選択的注意」という脳機能のテストです。ただ、お子さんには「テスト」を意識しないように、ゲームか遊びのような感じでしてもらいます。また、テストをしている時の様子（この場合は眼の動きや鉛筆の動き）なども見ます。

澤口　次は、白と黒のマルが並んでいるけど、ある順番で並んでるんだ。次にくるのは、白と黒どちらだと思う？
A君　白。
澤口　どうして？
A君　黒の次は白だから。
澤口　でも、黒は何個続いてる？
A君　あっ！そうか。黒だ。
澤口　A君にとっては簡単過ぎちゃうな。これと同じようにこれをやってみてね。

これは「規則の発見」のテストです。最初はヒントを与えますが、そのヒントで「規則」に気づくかどうかもポイントになります。一度、規則が分かれば、ヒントを与えないで、してもらいます。規則に気付くかどうか、気付いたら、少し難しくした場合、規則を自分で見つけられるかどうか調べます。規則を見つけた場合、見つけるのにかかった時間もチェックします。

と、いった具合に、発達障害で調べるべき高次脳機能（HQ要素）の検査（HQテスト）を、時間を区切りながらやります。その中には、鉛筆でやる迷路もあります。指の範囲のコントロールが、幼児の場合は、とても知能に関係しています。鉛筆で迷路のゴールまで線を引くのは、予測しながら書いていく能力の発達を知ることができます。

物を種類（カテゴリー）で分けていくことができるか、というような能力もみていきます。

当然、得意なものと苦手なものがでてきます。A君は、最後まで座ってテストを受けることができました。

その後、そのテスト結果を全てあわせて、指数化し、解析して、結果をご両親にお渡ししています。「HQ測定結果」という報告書で、テスト結果に加えてアドバイスも詳述しています。

※ここでは、プライバシーの問題もありますから、実際にお渡しした内容の一部を省き、かつ、簡略化して書いています。調べた脳機能（HQ要素）の一部も省いています。途中で示した「HQプロファイル」も簡略化しています。また、実際の「HQ測定結果・報告書」では、図も多用していますが、ここではそうした図も省略しています。

HQテストで測定・解析する能力（一部）

①ワーキングメモリ能力指数WMQ（月齢で補正。100が標準値。標準範囲は85〜115）
様々な知的・情動的能力の「最重要な基礎的脳機能」がワーキングメモリ（WM）で、その能力指数がWMQです。WMQは学業や仕事、社会生活（結婚生活を含みます）にとても重要であることが分かっています。

②実行機能力指数EX‐Q（100が標準値。標準範囲は85〜115）
状況に応じて反応を柔軟かつ適切にコントロールする脳機能（実行機能）の能力指数。この指数が低いと「社会的な多動性傾向」が出てくることや、思春期以降に社会的な問題を起こす可能性があります。8歳以降の場合、月齢に依存しません（8歳未満では月齢で補正します）。

③反応抑制力指数RI‐Q（100が標準値。標準範囲は85〜115）
状況に応じて反応を適切に抑制する能力の指数。この指数が低いと多動性・衝動性の傾向があります。「多動性・衝動性の指数」としても世界的に多用されています。8歳以降の場合、月齢に依存しません（8歳未満は月齢で補正します）。

④選択的注意力指数SA‐Q（月齢で補正。100が標準値。標準範囲は85〜115）
注意を集中したり注意を向ける対象を選んだりする能力の指数。「注意力」の代表的指数です。

⑤ 心の理論ＴｏＭ（もっているかどうかを調査。値は1か0。やや持つ場合は、０・５）。
世界標準の数種類のテストで調査。ＴｏＭ（Theory of Mind　心の理論の略記）は相手の気持ちを推測したり相手の立場に立てたりする能力で、ＴｏＭをもつかどうかは、社会性発達の重要な指標です。また、自閉症スペクトラムではこの能力が低くなります。通常4～5歳（月齢48～60か月）でもつようになります。

これらは全て、ＨＱ（人間性知能。主に前頭前野《ぜんとうぜんや》〈前頭連合野《ぜんとうれんごうや》とも言います〉の担う知能）の代表的な能力の指数です。特にワーキングメモリ能力指数ＷＭＱが学業や社会生活に非常に重要なことが分かっています。

⑥ 総合的ＨＱ指数ｆＨＱ（１００が標準値。標準範囲は85～１１５）
ＨＱの諸能力を（非連続的指数である心の理論ＴｏＭを除いて）総合した指数で、ＨＱの総合的能力を表します。この指数ｆＨＱが脳科学・脳育成学では「人間的な人生を送る上で最重要な脳力指数」になります。
発達障害の場合、ｆＨＱが健常範囲（85～１１５）以下であることが普通ですが、ＨＱの一部の能力だけが低いこともあるので、ｆＨＱが健常範囲又はそれ以上であっても、「ＨＱ障害症候群」としての発達障害である可能性があります。

Aさんの測定結果(抜粋)

HQ指数	値	精神年齢	備考
❶ ワーキングメモリ能力指数(WMQ)	79	7歳1か月	かなり低いので注意が必要です。
❷ 実行機能力指数(EX-Q)	104		標準範囲で問題ありません。
❸ 反応抑制力指数(RI-Q)	99		標準範囲で問題ありません。
❹ 選択的注意力指数(SA-Q)	79	8歳2か月	かなり低いので注意が必要です。
❺ 心の理論(ToM)	1		ToMをもっていますので、問題ありません。
❻ 総合的HQ指数(fHQ)	88	7歳11か月	やや低いですが、標準範囲です。

HQプロファイル

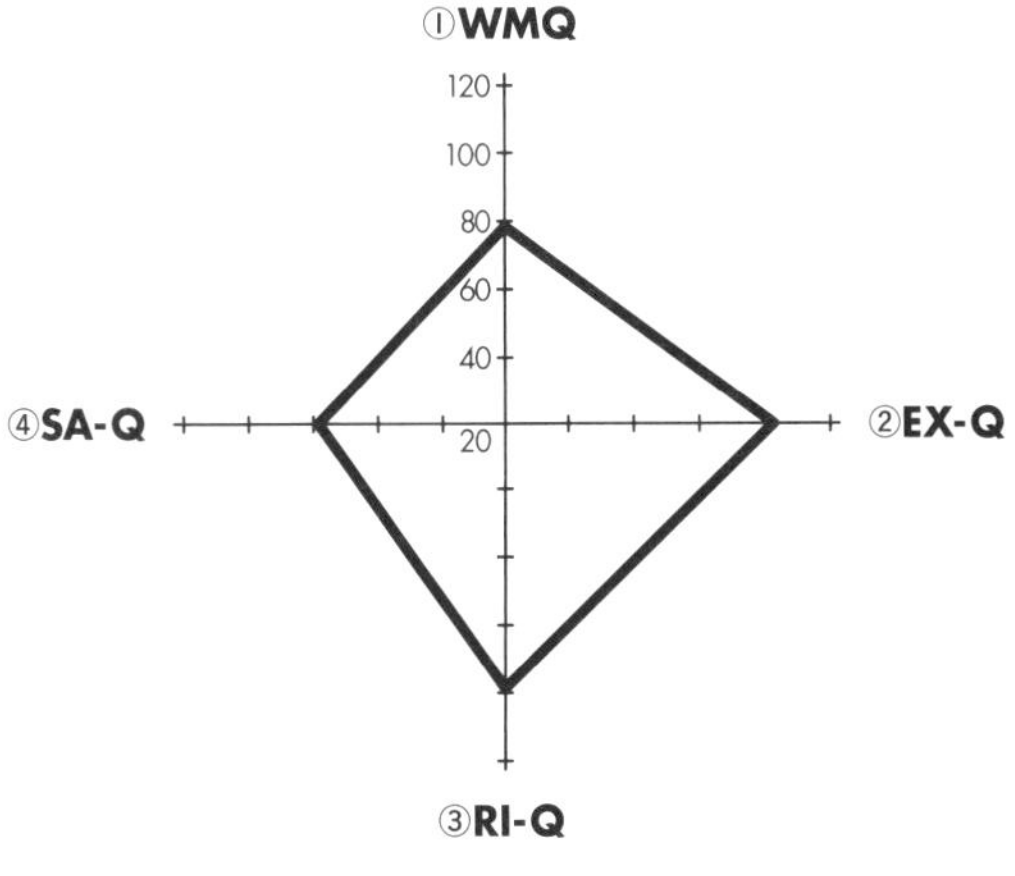

Aさんへのコメント（抜粋）

Aさんの総合的HQ（fHQ）は88で、標準範囲（85～115）です。しかし、HQ諸要素の一部が低く、精神医学的には「ADHD（注意欠陥多動性障害）」や「ADD（注意欠陥障害）」といった診断名が付くと思われますが、脳育成学・HQ論からみれば、典型的な「HQ障害症候群」です。

1 HQの中心的能力であるWMQは79で、標準範囲（85～115）よりかなり低く注意が必要です（下位10％内に入ります）。

現在の脳科学・脳育成学ではWMQが学業や仕事・社会生活に重要であることが示されています。学業偏差値に換算すると約36になり、学力的にも低く、学習意欲も低いはずです。

2 実行機能力EX-Q（測定値104）は平均的で問題ありません。

状況に応じて適切な行動を行う能力や、「社会的な多動性傾向」、つまり、社会関係や人間関係において衝動性や多動性を示す傾向も無いはずです。将来的に（思春期以降）社会的な問題行動を起こす可能性も低いと思われます。

3 反応抑制力RI-Q（測定99）も平均的で問題ありません。

衝動性・多動性傾向はなく、「自分の反応・衝動を状況に応じて抑えられない」とか「キレ易い」「衝動的」といった傾向も無いはずです。

4　選択的注意力ＳＡ‐Ｑ（測定値79）はかなり低く（下位10％内に入ります）、問題です。健常児ではＷＭＱが低いとＳＡ‐Ｑも低いこと（両者が相関すること）が分かっています。ＡさんのＷＭＱ（79）からのＳＡ‐Ｑの予測値は65～89なので、この予測範囲に入ります。したがって、ＳＡ‐Ｑの低さはワーキングメモリ（ＷＭ）用神経システムの働きの低さに因るとみなせます。

5　いわゆるＡＤＨＤ（注意欠陥多動性障害）は注意欠陥障害（ＡＤ又はＡＤＤ）と多動性障害（ＨＤ）に脳科学的に分けられます。アメリカ精神医学会の診断基準（ＤＳＭ）でもＡＤＨＤを「不注意優勢型」「多動性・衝動性優勢型」そして「混合型」に分けています。

6　Ａさんの場合、ＥＸ‐ＱとＲＩ‐Ｑは平均的な一方で、ＳＡ‐Ｑがかなり低いので、ＡＤ傾向（あるいは、不注意優勢型ＡＤＨＤ傾向）をもつとみなすことができます。つまり、注意が散漫で物事に気が散り易いという傾向をもつ一方で、動作面での多動性・衝動性はほとんど見られないという症状をもつはずです。

7　心の理論ＴｏＭは、通常4～5歳でもつようになります。ＡさんはふたつのＴｏＭテストの両方が正答でした。
ただ、これらのテストは、本来、8歳未満の幼児用テストですから、Ａさんが年齢（月齢）相応のＴｏＭ・社会関係力をもつかどうかは、これらのテスト結果からでは推定困難です。

8　ＨＱの根幹としてのワーキングメモリ（ＷＭ）は、本来（進化的に）、社会関係を適切に行うために進化してきたという側面を強くもちます。Ａさんのワーキングメモリ能力ＷＭＱは低いですから、年齢（月齢）相応の社会性・社会関係力は多少なりとも低いかもしれません。とくに、社会的コミュニケーション力に多少問題がある可能性があります。

※　ＡさんはＥＸ‐ＱとＲＩ‐Ｑが平均的にもかかわらず、ＷＭＱとＳＡ‐Ｑが低いというＨＱプロファイルをもちます。

※　こうしたケースでは、「出産前リスク要因」や「出産時リスク要因」が想定されます（リスク要因とは、「当該症状が生じることになった、可能性のある要因」のことです）。具体的には、遺伝的要因、生殖細胞での新生突然変異、染色体異常、妊娠中でのリスク要因（妊娠中喫煙や排気ガス暴露、屋内有害物質暴露など）、あるいは、早産・低体重児出産などです。

※　Ａさんの出生体重は１４３４ｇとのことで、１５００ｇ未満の極低出生体重児（very low birth weight infant、VLBWI）に入りますから、最も想定できるリスク要因はＶＬＢＷＩです。実際、低体重出産がＡＤＨＤや自閉症スペクトラムのリスク要因になることが多数の調査で実証されています。

※ 発達障害には「出産前リスク要因」と「出産時リスク要因」の他に、「出産後環境的リスク要因」があります。そうした生後の環境的リスク要因として想定できるのは、非科学的な英才教育をしたことがある、あるいは、現在しているということです。

※ 「英才教育」として最悪なのは、フラッシュカードです。また、①テレビやDVDの見すぎ（2時間以上）、②タブレット端末やスマホなどのデジタル機器の使い過ぎ、③英語教材・英語DVDによる早期英語教育、なども脳機能発達に悪影響になることがあります。

※ ただ、Aさんには、こうした環境的リスク要因はなかったようですので、やはり、VLBWIが最もありそうなリスク要因です。

※ VLBWIは発達障害のリスク要因なので、少なくとも欧米では適切な「VLBWI用出産後プログラム」が生後数年行われることが普通です。しかし、日本ではそのようなプログラムはあまりされていませんし、Aさんも受けなかったようです。

※ 以上のことと、Aさんの年齢（約9歳）を踏まえると、改善はかなり困難です。本来なら8歳より前に適切な改善法で改善すべきでした。ただ、HQの中心を担う前頭前野は9歳でも発達の余地は残っています。また、HQの根幹となるのはワーキングメモリです。

※ したがって、前頭前野を脳内中枢とし、かつ、HQの根幹をなすワーキングメモリ用神経システムを発達させることが適切だと言えます。そうすることで、他の神経システム（特に選択的注意用神経システム）を汎化《はんか》的に向上させることが期待できます。

Aさんへの対策アドバイス（抜粋）

Aさんの場合、最も適切な方法は、前記のように、「前頭前野・HQの根幹であるワーキングメモリ（WM）用神経システムの機能を向上させることにより、他の神経システムも（汎化《はんか》的に）向上させる」という方法です。この方法で、ADHD的な症状（特に注意散漫傾向）が改善されつつ、知的・情動的能力が向上し、学力もより高くなるはずです。

ワーキングメモリ（WM）能力指数を向上させる訓練として現時点で最も効果的なのは「数字カード法」です。

①異なった数字を書いたカードを用意して下さい。
②適当な順番で、1枚ずつカードをお子さんに見せて下さい。
③その後、お子さんに質問をして下さい。
④②と③で「1試行」です。1試行での質問は1つにして下さい。また、質問は試行ごとに適当に変えて下さい。
⑤正答したら、大げさなくらい褒《ほ》めて下さい。誤答でも叱らないで下さい。「楽しんですること」が重要です。
⑥AさんのWMQを踏まえると、最初は5枚が適当です。5枚でほぼ100%正答するようになったら、枚数を順次増やして下さい。

⑦ 時間は一日10分ほどで十分ですが、できれば毎日して下さい（土日は休んでもOKです）。
⑧ 7～8枚でほぼ100％正答するようになれば訓練は終了です（半年程度かかるはずです）。
⑨ その後、HQテストを行い、実際にHQが向上したかどうか調べることをお勧めします。

※注意

このカードを使用するにあたっては、脳機能検査（HQテスト）をすることが前提となります。その結果により、使用するカードの枚数に個人差が出てきます。

また、実際の方法は、親ごさんにきちんと説明しないとうまくできません。「コツ」もありますので、ここで記したのは教育相談の現場でお教えした方法の「確認」のための文章です。

私（澤口）自身がお教えしないと、数字カード法を間違ってすることがあります。その場合、「科学的なワーキングメモリ向上訓練」にはなりませんので、私自身が現場できちんとお教えしている次第です。

ピアノ稽古

現時点で科学的に脳機能向上効果が証明されている「お稽古」としては、ピアノ演奏が屈指です。ピアノ演奏はWM用神経システムを向上させるのに最良の習い事です。

TVゲーム法

最近になって注目されている方法です。6歳未満ではどのようなTVゲームも脳機能発達にマイナスですが、6歳以降では、発達障害の改善に適切なTVゲームがあります。Aさんのエイチキュープロファイルを踏まえると、「空間的なTVゲーム」がかなり適しています。

要約法

ワーキングメモリを学業との関係で向上させる方法としては、要約法が屈指です。文章を読むだけでもHQは多少鍛えられますが、文章を要約することは成人でもHQ向上を促すことが示されています。Aさんの年齢を考慮すると、この方法はかなり適しています。

サッカー法

7歳以降ではいくつかのスポーツが脳機能の発達に寄与することが分かってきましたが、特によいのがサッカーです。

ペット法

自閉症スペクトラムの改善法として最近注目されている方法です。ペット（哺乳類《ほにゅうるい》なら何でもいいですが、イヌがベスト）を新たに飼育し可愛《かわい》がることで、特に社会的コミュニケーション能力が向上することが実証されています。

食事とサプリメントについて（抜粋）

トリプトファンとB_6

「トリプトファン＋B_6」↓脳内セロトニン量の増加↓脳内神経回路の発達、という関係がありますので、トリプトファンとB_6をなるべく多く摂取するようにして下さい（どちらか単独ではなく、両者を組み合わせて摂取することが重要です）。

※魚類にはトリプトファンとB_6以外にも、ＤＨＡ（ドコサヘキサエン酸）とB_{12}（両者の組み合わせが神経回路の発達にプラス）が豊富ですから、なるべく魚類を主体とした食事にして下さい。

アラキドン酸

アラキドン酸（ＡＲＡ）も神経回路の発達に重要です。最近になって、発達障害（特に自閉症スペクトラム）の改善に効果的なことが示唆されてきました。市販の錠剤でもよいですが、やはり食材から摂るのがよいです。ちなみに、ＡＲＡが多い食材は、レバー類、卵、鶏肉、豚肉などです。

ビタミンD

以前から、ビタミンDの「欠乏」がＡＤＨＤと関係深いことが分かっています。ビタミンDは、成人でも認知機能に重要ですが、幼児の脳機能発達に必須です。近年の食事ではビタミンD摂取が不足がちで、また、ＡＤＨＤの子どもはビタミンD摂取が少ない傾向があることが判明しています。健常児の脳機能発達にもビタミンDは重要ですから、ビタミンDをなるべく多く摂るように心がけて下さい。ちなみに、厚労省の調査では、ビタミンDは通常の食事では魚介類からの摂取が突出して多く、この点でも「魚のよさ」が示唆されます。

日光浴について

ビタミンDは紫外線によって合成されますが、このことと関係して、「日光をよく浴びるほど発達障害の発症率は下がる」というデータが最近になって出ています。発達障害の改善効果も日光浴にあることが示唆されていますので、日光を適度に浴びるように心がけて下さい。

太陽の日差しを手のひらに15分間当てるとビタミンDの摂取に効果的です。

日常生活に関して（抜粋）

①　食事は先述のように魚主体にして下さい。主食はパンよりも白米にして下さい（朝食が米食の子どものほうが、パン食に比べて知能指数が数ポイント高いという報告もあります）。

②つまり、伝統的な和食がベストです。ただ、レバーや卵、肉類も適度に取り入れて下さい。

③習い事をする場合は先述のようにピアノがベストで、余裕があれば「算盤」もよいです。

④スポーツをする場合は、やはり先述のように、サッカーかそれに類似したもの（フットサルやバスケット）をしてみて下さい。

⑤勉学などを褒める場合、結果（成績など）を褒めるのもよいですが、「努力したこと（頑張ったこと）」などの「過程」を褒めるようにして下さい。努力したことを褒めることで、自発的なやる気が出てきますので、自発的に勉強などをするようになるはずです。

⑥ちなみに、最もよくない褒め方は「能力」を褒めることです。したがって、「頭がいい」とか「勉強ができる」「才能がある」といった褒め方は避けて下さい。

⑦「褒めること」はよいことですが、褒めすぎることはかえってマイナスです。また、本人が努力している時に褒めると「過報酬」になり、努力をしなくなることがあります。努力自体が目的化してしまうこともあり、結果（成績や受験成功など）を軽視するようになる可能性もあります。

⑧Aさんは9歳ですから、自発的に勉強し学力を上げる上で有効なのは、褒めることよりも、むしろ将来の目標とそこに至る計画を段階的に立てること、そして、目標には幅を持たせ、柔軟に対応していくこと、です。
「未来記憶」（夢）を持たせ、「夢」に関する柔軟な見直しをサポートしてあげて下さい。

4章

発達障害を防ぐ重要な12のこと

近年、発達障害の子どもは急激に増えています。

増加の要因には、「診断基準の改変」を含めた、色々な要因が推定されています。

発達障害の増加に診断基準の改変が関係するというのは変な話かもしれませんが、ADHDや自閉症スペクトラムは「診断名」ですから、診断基準の改変で発達障害の「診断」が増えることはあり得ることで、実際にそうだ、という調査研究もかなりあります。ただし、そうした増加を考慮しても、発達障害が実際に増えていることは多数の科学的調査で示されています。

発達障害にはリスク要因があります。したがって、発達障害の増加はリスク要因の増加のせいだと考えられます。

これまでも何度も強調してきたように、発達障害には、遺伝的リスク要因と環境的リスク要因があります。そして、遺伝的リスク要因と環境的リスク要因は、通常、相互作用します。

分かり易《やす》い例は、やはり、ADHDと妊娠中の喫煙です。ADHDの遺伝的リスク要因があって、かつ、妊娠中に喫煙し続けると（環境的リスク要因）、ADHDの子どもが生まれる確率は3倍も増えます。一方、遺伝的リスク要因があっても、妊娠中に喫煙をしなければ、ADHDの子どもが生まれる確率は小さくなります。

発達障害の増加には、遺伝子レベルでのリスク要因の増加、たとえば、父親の高齢出産の増加による「精子における新生遺伝子変異の増加」も推定できます。

ただ、これは、環境要因と無縁ではありません。「父親の高齢出産」自体も広義の環境要因だとみなせますが、環境有害物質や電磁波などの増加も相当に関与しているようです。

環境有害物質や電磁波などで、精子の遺伝子が変異することが知られています。お父さんの年齢が高くなれば、このような環境的リスク要因が蓄積されるので、遺伝子変異も増えます。環境有害物質や電磁波が（時代的・社会環境的に）増加すれば、なおのことです。

お母さんに関しても、妊娠中の電磁波暴露が発達障害（特にＡＤＨＤ）のリスク要因になるらしいという研究報告があります。

やや極論ですが、電磁波を出すスマホや無線ＬＡＮなどの普及が発達障害の増加に関係していることは、仮説としては成り立つことです。

このように（1章でも述べましたが）、発達障害には多種多様のリスク要因があるのです。そしてその中には「近年になって増加してきた要因」が含まれています。そのため、発達障害は増加しているとみなすことができます。

発達障害は急速に増加しているとはいえ、発達障害を防ぐことは当然ながらできます。発達障害のリスク要因を減らせばいいからです。

遺伝的リスク要因を減らすことはさすがに困難ですが、環境的リスク要因を減らすことは比較的容易です。また、「予防要因」や「改善要因」を取り入れたり増やしたりすれば、発達障害の予防のみならず改善も可能になります。

ここでは、そうした「要因」を発達障害予防との関係で簡単に列挙することにします。

1 高齢出産を避ける（特に父親）

お母さんの高齢出産が発達障害のリスク要因であることは以前から指摘されていますが、近年の研究で、お父さんが高齢の出産のほうが、お母さんの高齢出産よりもむしろ、発達障害のリスクとして大きいことが分かっています。お父さんが高齢になると、精子の遺伝子における新生突然変異が増えつつ蓄積されるらしいからです。

お父さんで問題となる高齢出産の年齢に関しては色々な調査研究と議論がありますが、それらを総合的に判断すると、45歳が目安になります。ですから、お父さんがなるべく45歳前に「出産」するようにして下さい。

お母さんも同様で、高齢出産はリスク要因です。ただ、40歳前後の高齢出産だと知能が高い子どもが生まれる確率が高い、という研究報告があります。

ダウン症を含めた染色体異常はお母さんの高齢出産で（卵子の老化のせいで）増えることは間違いないですが、今述べたようなプラス面もあることは知っておいたほうがいいと思います。（ただし、この種の研究ではありがちなことですが、高齢出産のプラス面はさほどない、という異論もあります）

2 出産後1時間以内に赤ちゃんを抱く

女性の脳は出産によって変化し、「母親脳」になります。愛情や共感、記憶などに関係する脳領域が大きくなり、知能も向上します。こうした変化は育児を適切に行うためのもので、出産後数週間で既にはっきりし、数か月後ではさらに明確になります（そして、変化した脳構造は生涯維持されるという説があります）。

ただ、出産すれば必ず母親脳になるわけではなく、個人差があります。「母親脳」にしても程度差があります。

そうは言っても母親脳になるに越したことはありません。そのためにはふたつの点に注意して下さい。できる限り自然分娩《しぜんぶんべん》をすること、そして、出産後1時間以内に最低15分以上新生児を肌の上で抱くこと（早期母子接触）です。

帝王切開や誘発・促進分娩などの「非自然分娩」が発達障害（特に自閉症スペクトラム）のリスクを高めることが知られており（ただ、リスクの程度などには諸説あります）、自然分娩がよいことは明らかですが、そうならなかったとしても、出産後1時間以内に最低15分以上新生児を肌の上で抱くことで、母親にとって良い影響が長期的に出てきて、母親らしい愛情や育児の自信が強まります。つまりは母親脳に変化しやすくなります（出産後1時間を過ぎると、赤ちゃんを抱くことのメリットはほぼ無くなりますから、新生児室に移しても構いません。ただし出産後、密な母子コミュニケーションは毎日して下さい）。

母親脳をもったお母さんはまさに愛情深く、「虐待」などとはほぼ無縁です。

虐待はあまりに酷《ひど》い所業で、子どもの脳の発達を大きく阻害します。いわゆるＰＴＳＤ（心的外傷後ストレス障害）のみならず、発達障害（特にＡＤＨＤ）のリスク要因です。

「発達障害は母親の愛情不足が原因」という説があるようですが、これはむろん極論です。とはいえ、極端な愛情不足としての虐待（育児放棄を含みます）が発達障害のリスク要因になる、という意味では一理あります。さらに、子どもの頃に虐待を受けたお母さんは自閉症スペクトラムの子どもを産む確率が高まる、というデータがあります。虐待は次世代まで悪影響を及ぼしかねないのです。

出産後、母親脳になることは、お母さんによる虐待（育児放棄を含む）を防ぐ意味でも重要なことです。そのためにも、自然分娩をして、出産後1時間以内に最低15分以上新生児を抱くようにして下さい。

こうしたことを実践しなくても、出産後の密な母子コミュニケーションを通して母親脳になることはできますが、実践するに越したことはありません――密な母子コミュニケーション自体が、こうしたことで促されます。

3 妊娠中は喫煙しない、スマホを念のため避ける

発達障害は遺伝性のある脳の機能障害です。

ただ、これまでも繰り返してきたように、遺伝的要因と環境要因が相互作用して、発達障害の発症やその軽重が左右されます。遺伝的要因があっても環境が適切なら発症しないか、発症して

も軽度になります。また、遺伝的要因がなくても環境要因によって発達障害的な症状が現れることもあります。

その典型的な環境要因が（やはりこれまでも何回か言及してきたように）、妊娠中でのタバコです。

遺伝的要因があって、かつ、妊娠中に喫煙すると、ADHDの子どもが生まれる確率は3倍ほど増えます。遺伝的要因がなくても、妊娠中喫煙によって1・3倍ほどADHDの子どもを産む確率が高まるという報告があります。

なので、妊娠中の喫煙は是非とも控えて下さい。

妊娠中の喫煙は自閉症スペクトラムのリスク要因にもなりますので、やはり控えるべきです。ただ、ADHDほどのリスクではないようです。自閉症スペクトラムには喫煙よりも、むしろ、大気汚染（排気ガスなど）が問題だという説があります。

発達障害にはタバコや大気汚染の他《ほか》にも、リスク要因になる環境有害物質がいくつも知られています。生活に密着した物質もかなりありますから、ここではあえて示しません（不安を煽《あお》る可能性があるので）。

「有害物質」ではありませんが、2010年頃から、発達障害（特にADHD）のリスク要因として注目されているのは「スマホ」です。正確に言えば、スマホから出る電磁波です。妊娠中に、スマホから出る電磁波を浴びることで胎児の脳の発達が阻害され、生まれてくる子どもは発達障害的な症状を示すようになる、という説です。

この説は現時点では科学的にさほど信頼性の高いものではありませんし、「電磁波と脳機能障害」との関係に関しても諸説あります。また、スマホと同様の周波数帯域の電磁波はＷｉＦｉ《ワイファイ》などの無線ＬＡＮでも使われていますので、電磁波を避ける、というのは今の生活では実際問題として困難です。

ただ、念のため、「スマホは胎児に悪影響かも」程度の意識でよいので、妊娠中はスマホを控えたほうがいいでしょう。スマホをお腹《なか》から遠ざけるだけでも電磁波の影響は減りますから、その程度でもＯＫです。

妊娠中で重要なことは「タバコを吸わないこと」や「念のためスマホを控えること」くらいで、後はごく普通に（妊婦さんらしく）過ごすことで十分です。

「妊娠中のストレスはよくない」という説もあるようですが、妊娠中（特に妊娠後期）のストレスで知能が高い子どもが生まれるという研究報告もあるくらいですから、極端なストレスを除けば、あまり気にする必要はありません。

補足ですが、妊娠中は食生活にも多少注意して下さい。後で述べる「魚のよさ」は妊婦さんでも実証されています。また、魚や海藻類に多く含まれるヨウ素も重要です。妊娠中や授乳中にヨウ素を適度に摂取することで子どもの知的障害のリスクを減らし、ＩＱを高めるという報告もあります。なので、魚と海藻を適度に食べるようにして下さい。ついでに言えば、妊娠中に太り過ぎると自閉症スペクトラムの子どもを産む確率が高まるというデータがあります。要するに、妊娠中は（その後の授乳中も）「和食」が適切です。

4 母乳で半年以上育てる

母乳は一般的によいとされていますが、誤解もあるようです。

母乳のよさは、最低ふたつの条件があって出てきます。まず、少なくとも半年以上、つまり24週間以上与えること、そして、赤ちゃんが飲みたい時に自由に飲めることです。後者、つまり、赤ちゃんが母乳を飲みたい時に授乳することを「オンデマンド授乳」といいます。

母乳で半年以上育てることは、発達障害のリスクを減らします。同時に、その後の脳の発達に大きなよい影響を及ぼします（この好影響は子どもが成人になっても当然ながら続きます——母乳で長く育てられた成人ほど高学歴で高収入というデータが最近でも出ています）。

たとえば、母乳で半年以上育てると、子どもが自閉症スペクトラムになる確率は2分の1以下に減ります。母乳で半年以上育てれば知能も向上します（IQに関しては、人工ミルクに比べて少年時で5~10ポイント高い、というデータがあります——具体的な数値は調査研究によって多少違いがあります）。

母乳が発達障害の予防効果をもつことは明らかですが、その大きな理由のひとつは、母乳に含まれているアラキドン酸（ARA）にあります。

アラキドン酸はオメガ－6脂肪酸という脂肪酸の仲間です。脂肪酸として有名なDHA（ドコサヘキサエン酸）とEPA（エイコサタペンタエン酸）はオメガ－3脂肪酸で、アラキドン酸とは別の脂肪酸類です。

オメガ－3脂肪酸が母乳に豊富に含まれていることが分かってから、人工ミルクにオメガ－3脂肪酸を添加するようになりました。しかし、オメガ－3脂肪酸だけではよい効果はほとんどありません。

脳の発達にはオメガ－3脂肪酸に加えてオメガ－6脂肪酸、特にアラキドン酸がとても重要です。アラキドン酸は神経回路（神経細胞のネットワーク）の発達を促すからです。

生後1年間で脳内の神経回路は爆発的に発達します。そのための重要な栄養素のひとつとして、アラキドン酸が母乳に豊富に含まれているのです。

アラキドン酸の重要性が分かったので、最近の人工ミルクにはアラキドン酸を添加しているものがあります。人工ミルクの場合、そうしたミルクを飲ませて下さい。母乳ではなくても、アラキドン酸添加の人工ミルクを6か月以上飲ませれば、自閉症スペクトラムになる確率は半減します。

発達障害のリスク要因として「未熟児」があります。未熟児は学術用語ではなく、「低体重児」と「早産児」の総称です。早産の場合、低体重児であることが多いですが、満期の出産でも低体重児の場合があります。

両者とも発達障害のリスク要因です。それを軽減するのが母乳です。なので、健常児であっても母乳で育てたほうがよいのは間違いないことですが、未熟児こそ母乳で育てるべきといわれています。母乳で育てることによって、未熟児であることで抱えているリスクを軽減するか無くすことができるのです。

とはいえ、母乳が出なくても心配しなくていいです。アラキドン酸添加の人工ミルクでも同様の効果が期待できます。

5 母子の肌接触を頻繁にする

ここで私が勧める「母子の肌接触」とは、上着や下着の上ではなく、下着の中、つまり肌の上で赤ちゃんを抱くことです。少なくとも半年間、できれば1年間は、心掛けて下さい。

母子の肌接触のポイントのひとつは、赤ちゃんが母乳を欲しくなったらすぐに飲める状態を維持し続けることにあります（これでオンデマンド授乳ができます。人工ミルクの時も、それに近いことができる準備をして下さい）。この授乳方式のためには、胸のあたりに抱く必要がありま す。また、赤ちゃんが不安になったら、いつでも乳首を吸える、ということも重要です。添い寝は当然です（お父さんが添い寝をすると、育児に積極的になるという研究報告がありますから、川の字での添い寝がいいでしょう）。

密な母子コミュニケーションのためにも、この方法は適切です。

背中ではなく、胸のあたりで抱きます。そうすれば、アイ・コンタクト、笑いかけ、語りかけが頻繁にできます。キスやほほずりもできます。

このように抱いていると、何よりもスキンシップが密になります。また、赤ちゃんはお母さんの匂いも大好きで、お母さんの匂いで脳の発達が促されるようです。

生誕から2歳頃までは「乳児脳」という独特な脳になっていて、生まれてからの1年間での脳の発達は劇的といってもいいくらいです。その間での母子コミュニケーションはとても重要で、密度の濃い母子コミュニケーションができる母子の肌接触抱きは、脳の発達にきわめて有益です。発達障害のリスクを減らす上で、これほど適した育児法はありません。

とはいえ、毎日、一日中、1年間(最低でも半年)肌の上で抱いていては、お母さんは疲れてしまうでしょう。また、「肌の上で抱かなくてはいけない」という思いが強いと、不安や焦りに繋がってしまいかねず、これはお母さんのみならず、赤ちゃんにもマイナスです。

お母さんができる時にできるだけ、と覚えて下さい。

欧米では、肌を密着させることのよさが重視されていますので、「ベビーカーに乗せるだけで悪影響なので、乳幼児をベビーカーの類には乗せるな」という意見もあります。しかし、実際問題として、これは非現実的でしょうから、背中に背負ったり、必要ならベビーカーに乗せたりすることもあっていいです。

また、ハイハイができるようになったり、ひとりで歩けるようになったら、そうした「運動」

をなるべく自由に（できれば公園などで）させて下さい。この際には素足ですることがポイントです（手足からの、「地面」に関する皮膚感覚は脳の発達に相当に重要です）。この種の運動によって、身体の骨格や筋肉の発達と身体運動能力の基礎ができます。そして、乳児期での身体機能は脳の発達に直結するので、発達障害の予防にもなります。

ハイハイや、歩いている時には、赤ちゃんのそばにいて、赤ちゃんが不安そうだったり、泣きそうだったりする時には、肌の上で直接抱いてやるようにして下さい。

6 お母さんの不安はNG

発達障害の問題を含めた、育児全般について、不安を抱えるお母さん方が多いようです。しかし、お母さんが不安を抱えることは、子どもの脳の発達にとってよくありません。発達障害のリスク要因にもなります。

出産直後、少なくとも1時間以内に、最低15分以上、赤ちゃんを肌の上で抱くことが大切だという話は、先述しました。このことは、お母さんの脳が「母親脳」に変わるための必要な条件になります。

お母さんの脳が母親脳になるには、できる限り自然分娩で生んで、出産直後、へその緒が付いている状態でもかまわないので、少なくとも1時間以内に、最低15分以上、赤ちゃんを肌の上で抱くことが重要なのです。

母親脳になると、まず虐待はしません。また、子どもの育児に関する不安が少なくなります。日本の産婦人科のなかには、そういったことをきちんと分かっていて実行しているところもあります。

しかし、そうではないところでは、出産後すぐに、新生児室に入れる場合が多いのですが、脳の発達の観点からみれば、適切とはいえません。「母子隔離」が脳の発達に悪影響というのは、多数の科学的証拠のある「常識」です。

ただ、お母さんがいくら母親脳になっても、育児に関する不安が全く解消されるとは限りません。

不安感は、脳科学的に言えば、脳が安定していない、ということです。

脳は無意識にも安定を求めます。そのため、いろいろな情報を集めようとします。しかし、情報が雑多で多すぎる場合、脳はむしろより不安定になり不安感が増してしまい、逆効果です。

自分の子どもが発達障害ではないか？　と疑うお母さんに、このことは特にありがちなことです。本・雑誌やネットなどの雑多な情報に振り回されて、不安感を募らせてしまうケースは多いのです。

こうしたケースが多いので、2章に「簡易版チェック項目」を記載しました。このチェック項目に当てはまらなければ、発達障害の可能性は低いです。仮に発達障害の疑いが出てきたとしても、改善できます。

不安感を軽減するテクニックは、瞑想《めいそう》や宗教的行為などを含めて色々ありますが、現実的には「お父さんのサポート」が屈指です。子育てにより多く関わる父親ほど、社会的により出世することも欧米では実証されています。不安感の軽減のためにも、お父さんに協力してもらいましょう（お父さんが子育てにあまり関心が無い場合、子どもと添い寝させて下さい――添い寝をすることでお父さんが子育てにより関わるようになることが示されています）。

本来なら、お父さんのみならず、おばあちゃんやおじいちゃん、あるいは、近所の大人たちが育児に多少なりとも関わってほしいところです。複数の大人たちが赤ちゃんに接することが脳の発達にプラスであることが近年の研究で分かっているからです。特に、おばあちゃんと「ママ友」の手助けです。

育児の中心はあくまでもお母さんですが、お母さんが孤独に育児することは、お母さんにも、赤ちゃんにもマイナスです。お母さんの不安の軽減、という観点からみても、できれば、おばあちゃんやママ友に子育ての手伝いをしてもらって下さい。

それでも不安感が強いままの場合、「いざとなれば何とかなる」と思うことが簡単な方法です。そして、実際問題として、仮に子育てがうまくいかなくても、お子さんが発達障害になっても、何とかなります。このことが科学的に実証されていることは、何度も述べてきた通りです。

「いざとなれば何とかなる」

不安感が増した場合、そう思うようにして下さい。実際、何とかなるのですから。

7 家庭内不和や離婚は悪影響

家庭内不和や離婚も、子どもの脳に悪影響を与えます。

思春期でも家庭内不和や離婚は悪影響を与えるくらいですから、脳が急速に発達する乳幼児期での悪影響には相当なものがあります。

虐待が脳の発達を著しく阻害し、発達障害のリスクを高めることは明らかです。この場合、子どもに対して身体的・精神的暴力、あるいは育児放棄がなされ、直接的な悪影響となります。一方、家庭内不和や離婚は、子ども自体ではなく、両親の言動を介して、間接的に子どもに悪影響が及びます。

家庭内不和に関しては、両親の不和の程度が大きいほど、子どもがLD（学習障害）になる確率が高まり、知能指数IQが下がります。

家庭内暴力（DV）が伴うような不仲ですと、円満な両親と比較して、子どものLD率は約7倍高く、IQは10ポイントほど低い、という報告があります。両親の不仲の様子を子どもが見ているだけで脳に悪影響が及び、両親のDVを目撃していると脳の一部の領域が萎縮してしまうこともあります。

家庭内不和はADHDのリスク要因になることも示されています。そのリスクの程度は妊娠中喫煙と同程度だという調査もありますから、相当なものです。

自閉症スペクトラムに関しては、家庭内不和がリスク要因になることはないようです。ただ、妊娠前や妊娠中の夫からのＤＶは、自閉症スペクトラムの子どもを産むリスク要因になるという報告があります。特に妊娠前でのＤＶが問題で、妊娠する数年前のＤＶが自閉症スペクトラムの子どもを出産するリスク要因になるというデータは比較的信頼できます――これは、母親が幼い時に虐待を受けていた場合、自閉症スペクトラムの子どもを産む確率が高まる、というデータとも符合します。

離婚が発達障害のリスク要因になることは、以前から広く知られています。離婚する前には家庭内不和が続くことが普通ですから、離婚が発達障害のリスクを高めることはいわば当然のことです。しかし、離婚した後から、子どもの脳に悪影響が出て来ることが分かっているので、離婚による「ひとり親育児」が不和とは別のリスク要因だということになります。離婚によるひとり親育児が子どもに及ぼす悪影響にはうつ病などの感情障害や反社会性などの人格的な障害も含まれるほどです。発達障害としては、やはりＡＤＨＤが主で、両親が離婚した後に子どもがＡＤＨＤになる確率は１・５倍程度、というデータがあります。ただ、自閉症スペクトラムは離婚とは無関係のようです。

家庭内不和と離婚は発達障害、特にＡＤＨＤのリスクを高めますが、逆の現象も知られています。子どもがＡＤＨＤの場合、両親が不和になったり離婚したりする確率が高まる、ということです。

つまり、子どもがＡＤＨＤのため家庭内不和の程度や離婚が増え、逆に、家庭内不和や離婚のせいで子どものＡＤＨＤの発症率が高まったり症状がより悪化したりする、というマイナスの相互作用が働いてしまうわけです。

両親が円満で離婚もしなければ、子どもが発達障害になるリスクは減ること、そして、子どもが発達障害（特にＡＤＨＤ）にならなければ両親の側にも不和や離婚などの悪影響が減ることを知っておいて下さい。

8 よい食事が重要

発達障害には食生活も当然関係しますので、「よい食事」にして下さい。

まずは、米（ごはん）です。ごはんだけで脳に必要な栄養素の70％が摂れるとされているほどですし、米食の子どもはパン食の子どもに比べて知能指数ＩＱが数ポイント高いという調査もあります。ちなみに、あくまでもご飯、つまり白米で、玄米などにする必要はありません。

白米70％で残りの30％は、いわゆる「まごわやさしい」です。ま（豆類）、ご（ゴマ類）、わ（ワカメなどの海藻類）、や（野菜類）、さ（魚などの魚介類）、し（シイタケなどのキノコ類）、い（イモ類）、というバランスのよい食事です。要するに和食がいいです（箸も使いますし）。

こうしたバランスのよい食事を前提として、特に魚がよいというのが、全国のさまざまな地域の園で調べた研究結果から分かっています。

魚は脳の発達によいのです。もちろん子どもだけではなく、大人にもよいのですが、特に、子どもの脳が急速に発達するときに、最もよい食材は魚です。

魚というと、一般的にはオメガ－3脂肪酸（ＤＨＡやＥＰＡ）がよいと言われていますが、実はそれだけではありません。

ＡＤＨＤは欧米では以前から大きな問題となっていて、治療法の研究も進んでいるのですが、その主流は薬物療法です。一般的には、弱い覚醒剤である塩酸メチルフェニデート（商品名はリタリンやコンサータ）という薬が使われています。しかし、いくら弱いとはいえ、子どもに覚醒剤の類いの薬を投与し続けることは危険です。したがって、同時に代替的な治療法をさぐることも行われていて、有効なサプリメントはないかという研究がなされています。

そして、研究の結果、同じような効果をあげるサプリメントが作られました。しかしそれは、数百種類もの成分を含むという、現実的とはいえないものでした。それほど成分の多いものは、商品化できません。

数百種類もの成分を含めた非現実的なサプリメントがないと、塩酸メチルフェニデートなみにＡＤＨＤの子どもを改善することができないということです。そして、そのサプリメントと同じような成分がある程度のバランスで含まれているのが魚です。

つまり魚は、ＡＤＨＤの治療に使われてもいいような優れたものなのです。

くどいですが、あくまでも「魚」であって、魚に豊富なオメガ－3脂肪酸（DHAやEPA）だけでは無意味です。魚に含まれている多種多様な栄養成分が組み合わさって、塩酸メチルフェニデート（リタリンやコンサータ）に匹敵する「治療効果」をもつことは十分に注意して下さい。

自閉症スペクトラムに関しても、魚は有用です。オメガ－3脂肪酸だけでも意味があるという報告もありますが、魚に含まれている豊富なミネラルとビタミン類とオメガ－3脂肪酸が組み合わさることで、自閉症スペクトラムの予防や改善効果が出てきます。

ビタミンでは特にビタミンDが有用で、自閉症スペクトラムのみならずADHDにも効果的です。ビタミンDが最も摂取できるのは、やはり、魚介類です。また、ビタミンDは紫外線（短波長よりのUV－B）から生合成《せいごうせい》されますから、適度な日光浴も大切です。

この他にも自閉症スペクトラムの予防や改善に効果があるらしい栄養素がいくつか知られています。ある程度の実証的証拠があるのはアラキドン酸（ARA）とシステインです。

ARAは、先述のように、母乳に含まれているオメガ－6脂肪酸で、ARAを通常以上に摂取すると自閉症スペクトラム（とくに社会性）が改善することが示されています。システインはアミノ酸の一種で、やはり、通常以上の摂取で自閉症スペクトラムの症状を多少改善させるという調査報告があります。

ARAは魚にも豊富ですが、むしろ肉類や卵に多いです。システインも魚以外に肉類に豊富です。ニンニクや玉ねぎにも多いです。

ただ、何らかの栄養素に関する研究は「サプリメント」を使うことが多く、ＡＲＡやシステインの自閉症スペクトラムでの改善効果の研究でもそうです。ＡＲＡの研究ではＡＲＡサプリメント、システインの研究ではＮ－アセチルシステイン（N-Acetylcysteine　ＮＡＣ）というサプリメントを使っています（ＮＡＣはシステインの安定的な誘導体で、システインと同等とみなして結構です）。

なので、こうしたサプリメントを使うのも選択肢のひとつになります。しかし、幼児でのサプリメント摂取は過剰摂取や副作用の問題がありますから、幼児でのサプリメント使用はあまり推奨できません。やはり、食材から摂ることが理想的です。

補足…制限食について

「よい食事」の補足として、いわゆる「制限食」について簡単に補足しておきます。

結論から述べれば、自閉症スペクトラムでの制限食は無意味か有害、ＡＤＨＤでの制限食は多少意味がある、ということになります。

発達障害での制限食で歴史があって有名なのは、いわゆる「グルテン・カゼイン除去食（gluten-free casein-free diet　ＧＦＣＦ食）」です。グルテンだけを除去したＧＦ食、カゼインだけを除去したＣＦ食もあります。

この制限食は自閉症スペクトラムの改善効果をもつとして、世界的に広く知られていて、欧米では実際に多用されています。日本でも（ネットの影響のせいか）それなりに使用されています（「教育相談」の現場でも、そうしたケースに出会うことがあります）。

しかし、ＧＦＣＦ食が自閉症スペクトラムを改善する、という科学的な証拠はありません。これは自閉症スペクトラムの（まともな）研究者なら、誰でも明言することです。

ＧＦＣＦ食は歴史が長いせいで、多くの研究がなされてきましたが、きちんとした研究では、改善効果は否定されています。また、ＧＦＣＦ食で自閉症スペクトラムが改善するなら、自閉症児にグルテンとカゼインのサプリメントを与えれば、症状は悪化するはずです。最近ではそうした研究もありますが、その結果は「悪化しない」というものです。

グルテンやカゼインを除去しても自閉症スペクトラムは改善しない、逆に、それらをあえて与えても症状は悪化しない、ということです。

科学的な根拠は無いにもかかわらず、「ＧＦＣＦ食で自閉症スペクトラムが改善する」と思っている保護者は特に欧米ではたくさんいます。「実際に改善した」と主張する保護者も多いです。しかし、それらは、まさに「偽薬効果」です。「ＧＦＣＦ食で自閉症スペクトラムが改善する」と思い込むことで「自分の子どもの症状がＧＦＣＦ食で改善した」と思ってしまうわけです。

科学的根拠がない「ＧＦＣＦ食神話」が根強く残っているせいで、栄養面での悪影響が指摘されています。

グルテンは小麦や大麦などの穀物から作られるタンパク質の一種で、パンをはじめとして、うどんや中華麺、ホットケーキ、クッキー、クラッカー、餃子《ギョーザ》、たこ焼き、お好み焼き、ピザの生地など多種類の食品に含まれています。グルテンを除去するにはこうした食品を摂らない必要があります。しかし、これらの食品には（当然ながら）数多くの栄養素が入っていますから、そうした栄養素を別の食品で補う必要が出てきます。

グルテン除去（GF）よりももっと問題なのは、カゼイン除去（CF）です。

カゼインは「リンタンパク」という物質の一種で、ミルクに多く含まれていて、カルシウムの吸収を促す作用をもちます。そのため、カゼインを除去すると骨の形成に悪影響が及びかねません。実際、動物実験で、カゼインを欠くミルクで育ったマウスの体は小さくなるという報告があります。人間の研究でも、カゼイン除去食で子どもの体が小さくなる（骨格の成長が遅くなる）らしいことが示されています。

ちなみに、カゼインは牛乳のタンパクの約80％を占めています。そのため、「自閉症スペクトラムには牛乳はよくない」という説もありますが、もちろんこの説にも科学的根拠はありません。

人の母乳でもタンパクの20～40％（時期によって異なります）がカゼインです。牛乳よりも含有量は少ないとはいえ、母乳でも相当な割合で含まれている、という点からみても、カゼインが子どもの健全な発育に重要なのは明らかです。

GFCF食の自閉症スペクトラム改善効果には科学的証拠はありませんし、栄養面ではむしろ悪影響です（特にＣＦ食）。

ただ、グルテンやカゼインに対してアレルギー反応や胃腸障害を示す子どもがいます。また、アレルギーや胃腸障害と自閉症スペクトラム的な症状が結び付くことがあります。こうしたケースではアレルギー反応や胃腸障害を起こさないようにする、という点でＧＦ食やＣＦ食は意味があります。

自閉症スペクトラムのお子さんをもった保護者が偽薬効果で精神的に楽になることは悪いことではないので、「ＧＦＣＦ食をするな」とはあえて言いません。しかし、栄養面では悪影響ですから、ＧＦＣＦ食は、お子さんがグルテンやカゼインに対してアレルギー反応や胃腸障害を示す場合に限ったほうが無難です。同時に、栄養面での悪影響を軽減するために、カルシウム、ビタミンＤ、鉄分、食物繊維などを豊富に摂るようにして下さい。

自閉症スペクトラムでの制限食（ＧＦＣＦ食）に比べて、ＡＤＨＤの制限食はあまり「有名」ではないようですが、科学的にはＡＤＨＤでの制限食のほうがむしろ証拠があります。

ひと言で言えば「西洋式食事を避ける」ということです。そして、ＡＤＨＤの症状を悪化させるらしい食材と改善させるらしい食材から導かれる「制限食」は、結局は「白米と魚を主体とした和食」になります。つまり、ＡＤＨＤの「準制限食」は和食、と言ってよいのです。

自閉症スペクトラムの制限食である「ＧＦＣＦ食」には科学的根拠はありませんが、この食も和食と類似しています。ＧＦＣＦ食をするくらいなら、栄養バランスからみても和食のほうがずっとよいです。

9 テレビゲームやデジタル機器を避ける

6歳くらいまでは、どんな種類のテレビゲームも子どもには悪影響です（知育系もNGです）。テレビゲームをよくする子どもほど知能やHQがより低いことが実証されています。つまり、テレビゲームは発達障害のリスク要因になりかねません。

近年では、ゲームをタブレット端末やスマホなどですることが普通になっています。こうしたデジタル機器を使う乳幼児が増えていることが、欧米では懸念されています。デジタル機器は基本的に脳の発達に悪影響だからです。その理由には色々ありますが、最も問題なのは「速度が速すぎる」という点にあります。

スマホやタブレットの画面を見ているだけでも、「非現実的な刺激」「バーチャル的な刺激」による悪影響が想定できます。しかし、もっとよくないのは、スライドやタッチなどをして多様な画面・刺激を次から次へと速く見ることです。これは「過刺激」になるので、脳の発達にとって相当な悪影響です。

成人でもそうですが、特に子どもの場合、「素早く変わる刺激」に注意を向ける性質を強くもっています。通常の（進化的な）環境では、その速さには自《おの》ずと限界があります。しかし、通常よりも強かったり速かったりする刺激、つまり「過刺激」があると、通常の刺激以上に反応し注意を向けます（このことは、人間以外の動物でも知られています）。

過刺激に注意を向けている様子は、外から見れば「集中」しているように見えるかもしれませんが、実際は、過刺激に無意識にも応じているだけです。

スマホやタブレットの過刺激に（無意識にも）反応する状態が続くと、親や友人などの通常の動きに注意が向かなくなります。表情や社会関係、あるいは言葉などの意味のある情報に注意しなくなるわけです。また、過刺激を欲する脳になるので、自分で色々な物を速く動かしたり、自分が速く動き回ったりすることで、速い刺激を求めるようになります。自分で過刺激を作り出せる、というのがこうしたデジタル機器の特徴です。

かくして、デジタル機器の不適切な使用は自閉症スペクトラムやＡＤＨＤのリスク要因になります。

テレビ番組にも過刺激の要素があり、長時間のテレビ視聴が発達障害（特に、自閉症スペクトラムとＡＤＨＤ）のリスク要因になることが示されています。そのせいもあって、「テレビは見ないか、見るとしても2時間未満にすべき」という提言が欧米や日本の小児科関係の学会が出していますが、テレビは基本的に受け身なので、スマホやタブレットに比べたらまだマシです。

テレビゲームは、そのコンテンツが非現実的すぎるという側面だけでなく、過刺激が往々にして入っている、という点でも悪影響です。

私のしている「教育相談」で、「言葉や顔に注意を向けてくれないし、言葉が遅くて表情も乏しいんです」といった相談をしている親ごさんのそばで、お子さんがスマホやタブレットに熱中している、という状況にかなり出会います。「注意散漫で多動なのでＡＤＨＤと診断されましたけど、スマホなんかには熱中するんで、集中力はあると思うんです」という親ごさんにも何人もお会いしています。

これらは、デジタル機器の不適切な使用によって発達障害的な症状が作られてしまう、ということの典型例ですが、デジタル機器に夢中になっているお子さんの傍で親ごさんと相談している私としては虚《むな》しくなってしまいます。

こうしたケースでは、スマホやタブレットを一切止《や》めることで、発達障害的な症状は改善します。しかし、改善はかなり困難で、長い時間（場合によっては1年程度）が必要になります。過刺激はまさに過刺激なので、脳に強い影響を与えてしまうせいです（4歳未満では、1週間しただけでも悪影響です）。

また、改善に時間がかかってしまうのは、デジタル機器を使わなくても「過刺激は自分で作れる」という理由もあります。スマホやタブレットを止《や》めた後に、お子さんがよくするのは、扇風機を見続けるとか、自分でくるくる回るといったことです。こうした方法で過刺激を自分で作るわけです。

デジタル機器を使わなくても、子ども自身が過刺激を求めていては改善が難しくなるのは当然のことです。

テレビゲームやデジタル機器の不適切な使用は発達障害のリスク要因であることは間違いないので、最初からしないか、しているなら、すぐに止《や》めるようにして下さい。

補足すると、スマホなどの電子機器から発生する電磁波が子どもの脳の発達に悪影響を及ぼすという証拠も多少ですがありますから、この点から見ても、スマホなどは避けたほうが無難です。

10 英語の早期教育は問題

スマホやタブレットなどの「過刺激」は脳の発達にマイナスですが、DVDなどを使った英語の早期教育（特に3歳未満）も、悪影響を及ぼす可能性があります。

脳には発達段階があります。その段階（月齢・年齢）に即した適切な環境や教育が、脳の健全な発達には不可欠です。不適切な年齢で不適切な教育をしてしまうと、脳の発達が阻害されかねません。

早期英語教育（3歳未満）はそうした不適切な教育の例です。

3歳未満で早期英語教育をするメリットは全く想定できないどころか、デメリットだらけです。教育相談でも、0歳から英語のDVDを使っていたせいで自閉症スペクトラム的な症状が出てしまったケースに出会うことはしばしばあります。

英語の早期教育は日本語と英語のバイリンガルになることを期待してのことかもしれませんが、この期待は無意味か有害です。

バイリンガルには大きく2種類あります。「初期バイリンガル」と「後期バイリンガル」です。初期バイリンガルは、幼少期からのバイリンガル環境（二か国語環境）によってなることができます。一方の後期バイリンガルは、8～10歳以降から第二言語を習得することで、母国語と第二言語をほぼ同等に扱える人のことです。

後期バイリンガルになるには年齢はあまり関係しませんので、30歳以降でも努力次第で後期バイリンガルになれます（ただ、なり易さには遺伝子も関与します）。

初期バイリンガルと後期バイリンガルでは脳構造や第二言語能力に多少の違いがありますが、実際の会話などでは大差ありません。端的に、どちらのバイリンガルでも（努力次第で）同時通訳になれます。

英語の早期教育は、子どもが初期バイリンガルになることを目指しているようですが、実際問題として、これはほぼ不可能です。

初期バイリンガルになるためには、8歳未満の幼少期においてバイリンガル環境で育つ必要があるからです。家では日本語、外（プレスクールなど）では英語、といった環境です。具体的には、アメリカなどに8歳未満で移住するようなケースです。

幼児期からこうしたバイリンガル環境に育つと、初期バイリンガルになれます。ただ、そのような環境でも「バイリンガルにするための教育」を積極的にしたほうがいいことが分かっています。欧米では父親と母親の言葉（母国語）が違う家庭が増えています。また、プレスクールなどでも多民族化が進み、家ではスペイン語、プレスクールでは英語、といった状況も増えています。つまり、バイリンガル環境に適応せざるを得ない幼児が多くなってきているわけです。

このような幼児では「バイリンガルにするための教育」、つまり「幼児バイリンガル教育」が推奨されています。そうした教育をしないと、バイリンガル環境にうまく適応できないことがあるからです。そして、幼児バイリンガル教育はかなり有益であることが多数の研究で示されています。

ここで問題にしているのは、今述べたような「バイリンガル環境に適応せざるを得ない幼児へのバイリンガル教育」ではありません。あくまでも、バイリンガル環境ではない環境での「早期英語教育」です。早期英語教育を推奨する人の中には、「幼児バイリンガル教育」の研究を引用することがありますが、論点がずれています。

バイリンガル環境での幼児バイリンガル教育とは異なり、日本での中途半端な早期英語教育（毎日1時間とか、週に2時間といった英語教育）では、初期バイリンガルになれないどころか、言語の発達にはむしろ悪影響です。日本語と英語では文法が違う、というのがその基本的な理由のひとつです。

英語はインド・ヨーロッパ語族で、日本語は非インド・ヨーロッパ語族です。その最大の違いは文法にあります。そして、脳の「言語野《げんごや》」（言語に深く関係した脳領域）の発達にとって文法ほど重要なものはありません。

日本語の音声言語環境で普通に育っていれば、日本語の文法に適した言語野が普通に形成されていきます。ところが、英語を中途半端に聞いてしまうと、脳は混乱してしまいます。特に、言語と言語野が急速に発達する3歳頃まではそうです。そのため、言葉が遅くなったり、言葉でのコミュニケーションが不足したりして、自閉症スペクトラム的な症状が出てしまいます。

0歳で英語のDVDなどを聞かせるケースもありますが、これは（脳科学の観点では）トンデモナイことです。子どもの脳は、話し始める前から言語（文法も）を処理しています。つまり1歳頃になる前からです。

1歳頃までの0歳ではお母さんの声が最も重要で、脳もお母さんの声に最も強く反応します。0歳ではお母さんの語りかけや普通の母子コミュニケーションだけで十分です。0歳で英語教育をすることは、まさに不適切で、発達障害（特に自閉症スペクトラム）のリスク要因になってしまいます。

ただし、これはこの種の「非科学的幼児教育」の全《すべ》てに共通して言えることですが、子どもには個性がありますし、教育の仕方も様々ですから、「早期英語教育は全ての子どもの脳の発達に悪影響を及ぼす」とか「全ての早期英語教育が子どもの脳の発達を阻害する」とは断言できません。また、英語の早期教育で英語が得意になった、という事例報告がありますから、一部の子どもには「英語力の向上」という点ではプラスに作用する可能性も排除できません（英語の早期教育の影響には、遺伝性もありますので、両親の〝バイリンガル能力〟を考慮してみて下さい）。

なので、「早期英語教育を絶対にするな」とは言いませんが、する場合には十分に注意してほしいですし、脳科学と「発達障害予防」の観点からは、先述のように、すべきではありません。するとしても言語が急速に発達する3歳未満は避けて、5〜6歳頃からにするのが無難です。

11 非科学的な幼児教育を避ける

英語の早期教育もそうですが、その他にもいろいろな幼児教育が教育現場やそのほかの場所にあふれています。しかし、科学的な根拠が無いか希薄なものがほとんどで、意味が無いばかりか、発達障害のリスク要因となる可能性があるものまで存在します。

非科学的な幼児教育の代表は、いわゆる「右脳教育」です。

脳には確かに右脳と左脳がありますが、右脳と左脳の極端な二分法は明確なマチガイです。右脳が専《もっぱ》ら担うとされる芸術や音楽、イマジネーション、創造性などは、実際には左右脳の両方がほぼ同等に関与します。言語の脳内中枢である「言語野」は通常は左脳にありますが、言語を使う際にも左右脳が共に働きます。そもそも左右脳は互いに強く連絡し合っているので、どちらか一方だけを働かせることは不可能です。

「天才は右脳が発達している。なので、右脳教育をすればよい。そして右脳教育には○○がよい」。このようなロジックもありますが、このロジックには全く根拠はありません。

右脳教育には脳科学的には何の根拠もないせいか「左脳教育」という言い方も出てきています

が、左右脳の間違った二分法に基づいているので、これも根拠がありません。

欧米では別ですが、日本では科学的に正しい幼児教育法はごく限られています。逆に言えば、日本で行われている大多数の幼児教育法は非科学的です。科学的に実証されて論文となっている幼児教育法は、日本ではほとんどありません。

「欧米では別」と述べたのは、早期幼児教育（Early Childhood Education、通称ＥＣＥ）に関する科学的調査が欧米では多数あるからです。それらを総合すると、科学的なＥＣＥは子どもの脳機能や知能に長期的に好影響をもたらします。そうしたＥＣＥのひとつは「多重知能説」に基づくもので、拙著『幼児教育と脳』（１９９９年）において（欧米でのＥＣＥよりも先んじて）論説した幼児教育法と同様です。

科学的なＥＣＥは厳然とありますが、日本では非科学的な幼児教育法が巷《ちまた》に溢《あふ》れています。それら全てを科学的に論考することはここではあえて控えます。

ただ、ひとつ言えるのは、非科学的な幼児教育は発達障害のリスク要因になる可能性がある、ということです。その理由は、不適切な年齢（月齢）で、不適切な脳操作（教育）を行っている、という点にあります。

例えば、カナや漢字など暗記させる（という脳操作・教育）を、３歳未満ですることは不適切です。こうした文字言語は進化的に非常に新しいもので、せいぜい６０００年の歴史しかありません。

その一方で、3歳未満での密な母子コミュニケーションや音声言語、集団遊びは進化的に古く、本来なら（進化的にみて）、脳の健全な発達にはそうした営為や環境だけで十分です。

デジタル機器を使った幼児教育も不適切です。「過刺激」が含まれている場合は特にそうですが、そうでなくても、年齢（月齢）に不適切な脳の使い方をさせるという側面が強く、脳の発達を阻害しかねません。

何度も言ってきたように、脳には発達段階があります。その段階に即した適切な刺激や環境、教育（操作・介入）があるのです。ところが、あまたある幼児教育では、発達段階を無視するか、あるいは、発達段階の理解が間違っているか、それらのうちどちらかであることが多いようです。脳の発達段階に即していない「教育」は、「無理な使い方」や「不適切な使い方」を脳に強制させることになります。そのせいで、脳の健常な発達が阻害され、脳が歪《ゆが》んでしまいます。つまり、脳機能の発達の程度に大きな凸凹ができてしまいます。その結果、発達障害が「作られる」という事態になりかねないのです。

要するに、非科学的な早期教育や幼児教育は、無意味か悪影響です。発達障害のリスク要因にもなりかねません。

「そんなことはない。よい影響を与える」と言うなら、その証拠を原著論文として示さなくてはなりません。少なくとも、適切に調査・解析して、その結果を何らかの形で（ネット上などで）明示しなくてはなりません。

しかし、「○○は子どもの能力を伸ばす」という人や団体のほとんどは「非科学的な信念」しか語っていません。あるいは「Bさんは○○で優秀児になった」とか「わが子が小学校受験に成功したのは○○のおかげ」といったような「事例報告」か「逸話的データ」です——これでは（定量的で適切なデータがないので）、他の多くの子どもたちに同様の効果があるかどうか全く不明です。

「△△は幼児の社会性を伸ばす」と主張をしている幼児教育関係者と話したことがあります。

私はごく普通の会話として「社会性をどのように測定したんですか？」と質問しました。すると、相手は「え？」と驚いたようなので、「社会性を定量的に調べ、かつ、適切な統計法を採用しないと、その△△で実際に社会性が向上したかどうか分かりませんよね？　その方法が知りたいんです」と、私はこれまたごく普通に応じました。

相手は「子どもを見れば分かるんです」と応えたので、今度は私のほうが驚きました。

しかし、おそらく私のほうが誤解していると思い、「『社会性』とおっしゃるので、社会性を調べるのに何をどう調査して、△△をした前と後でどのように比較したか、知りたいだけです」と言い換えました。

「ですから、△△をしていると社会性が伸びることは、子どもを見れば分かるんです」と、相手は同じようなことを繰り返しました。

「社会性の定義が不明ですが、あえて言えば、幼児では社会性は月齢と共に向上しますから、その△△によって向上したかどうか実証するには、レイティング（等級化・点数化）でもいいですから社会性の程度を定量化して、かつ、△△をするグループとしないグループ、つまり実験群と対照群に分けて比較調査する必要がありますよね？　そうした調査の概略を教えて頂けませんか？ついでにn数も」と、私はさらに丁寧に言い換えました。

「だから、そんな調査なんてしなくても、見れば分かるんだよ！　△△で社会性が上がるんだよ！」相手は何故か怒った様子で、席を立って去っていきました。

この種の会話（？）は、以前からかなりありました。たとえば、「◇◇で集中力が上がる」と主張している方に「集中力をどのように定量化して、どのような調査方法で調べたんですか？」といった感じの会話です。そうした会話の最後は、「見れば分かるんだよ」といった趣旨の捨て台詞《ぜりふ》を残して席を立つことがほとんどで、定量的データはもとより「数値」すら見せてくれた人はひとりもいませんでした。

全ての幼児教育法を私自身が科学的に調べたわけではないですし、子どもには個性がありますから、「非科学的な幼児教育によって全ての子どもが発達障害になる」とか「非科学的な幼児教育の全てが脳の発達を阻害する」とは断言できません。場合によっては脳の発達にプラスかもしれません。

しかし、本来、教育など不要な幼児期用に、あえて新しい幼児教育法を提案するときには、何らかの発達にプラスであること（統計的に有意な効果があること）が科学的に実証されるべきです。ところが、日本での多くの幼児教育法は、何の裏付けも証拠（エビデンス）もなく喧伝《けんでん》されている、というのが現状なのです。

そうした幼児教育が無害かプラスであればもちろん問題ありませんが、有害かマイナスだったら不幸としか言いようがありません。

前項で述べた「早期英語教育」と同様、「非科学的な早期教育や幼児教育を絶対にするな」とは言いませんが、脳科学の観点からは、避けたほうが無難です。乳幼児期での脳への悪影響は、そのままにしておけば、一生続きかねないからです。

12 フラッシュカードは要注意

ある幼児教育法に意味がある（好影響がある）と主張するためには、きちんとした科学的調査が必須です。しかし、日本ではそうした調査があまりに軽視ないし無視されているので、私自身があえて調べたことがあります。その際に調査対象としたのは「フラッシュカード」です。

フラッシュカードを解説すると長くなるので詳細は省略しますが、多くのカード（たとえば多くの国旗カード）をまさにフラッシュのように次々と素早く見せ、そのカードと結び付いている事柄（国旗カードなら国名）をなるべく早く次々と言わせるという方法です。

脳科学あるいは心理学の言葉でいえば「連合学習」を行い、ある刺激（例えば国旗A）からその刺激と連合している事柄（国名A）を早く言わせるという方法論です。

連合学習法は、ごく普通の学習法ですが、フラッシュのように次々に見せて答えさせるという点は、かなり独特です。しかも、訓練すれば、5〜6歳児が全てのカードに関して正しく素早く言えるようになるので、親ごさんは「わが子はすごい」といった印象をもつかもしれません。

しかし、脳科学からみれば、この方法は大元《おおもと》になる理論（右脳左脳二分法）以外に、理論的にいくつかの問題があります。理論的問題はここでは置いておくとして、実際問題として、フラッシュカード法がどのような脳機能を向上させるのか（あるいは低下させるのか）全く不明です。ただ、脳科学的には仮説は簡単に出せますし、その検証もかなり容易です。しかも、フラッシュカードには20年以上もの歴史があるので、かなりの子どもたちが実際に行ってきましたし、現在でも多くの子どもたちが行っています。

なので私は、そういった仮説は既に出されていて、検証もされていると思っていました。

ちなみに、欧米で「flash card（フラッシュカード）」といえば、小学校などで先生の質問に対して答える際の方法・カードのことを指します（response card とも言います。ただ、日本でのフラッシュカードと類似したものも多少ですがあります）。

生徒がカードに答えを書いて示すことで、声を出して答えるよりも全員の生徒が答えられますし、先生も全ての生徒の答えを見られるといった利点があるからです。そのため、flash card（response card）法はそれなりの意味があり、そういう論文も多少はあります。

しかしながら、くだんのフラッシュカードに関しては、まともな論文（つまり英語の原著論文）は、私の知る限りゼロです。

そういう論文があったら是非とも教えて頂きたいのですが、全く見当たらないので、フラッシュカード法に関する科学的調査はこれまで全然なされていないとみなすしかなく、非科学的というしかありません（そもそも理論自体も滅茶苦茶ですし）。

しかし「非科学的」のひと言で片付けられる問題ではないことは明らかです。子どもたちにとってニュートラルかプラスなら非科学的でも問題はありませんが、マイナスだとしたらトンデモナイことです。

実際、「フラッシュカードは有害」という批判が以前からかなりあります。しかし、そうした批判にしても原著論文を参照したものではなく（あれば教えてほしいです――くどいですが）、逸話的証拠に基づくか、ヒドイ場合には「為にする批判」としか思えないものでしかありません。

そういう背景もあって、ある園で、私自身で調べてみることにしました。その調査研究での主要な発見は次の2点です。
①　フラッシュカードをしていて、その能力が高い幼児（6歳児）ほど自己制御力が低く、衝動性・多動性の程度が有意に高い（その相関はこの種の調査ではかなり強く、有意水準も1％以下です）。
②　フラッシュカード能力が高い幼児（6歳児）は、ToM（心の理論）をもたない傾向が有意にある。

②に関して補足すれば、フラッシュカード法を導入していない園では、6歳児の全てがＴｏＭをもつので、もたない6歳児がいるということ自体が問題です。この調査をした園では（驚くべきことに）60％もの6歳児がＴｏＭをもっていませんでした。

ついでに言えば、フラッシュカード法を導入していない園（同じ地域）に比べて、調査した園では衝動性・多動性の程度が有意に高いことも分かりました。知能指数ＩＱも10ポイント低かったのです。

6歳でＴｏＭをもたないと、定義上、自閉症スペクトラムかその傾向があるとみなすしかありませんし、衝動性・多動性の程度がある程度以上高いとＡＤＨＤかその傾向を疑わざるを得ませんので、これはかなり深刻な調査結果です。

さらにいえば、私が調べた限り、重要な脳機能（ワーキングメモリや選択的注意など）と、フラッシュカードの能力とは何の関係もありませんでした。選択的注意に関してはマイナスの相関傾向さえ認められました。

つまり、フラッシュカードの能力は、調べた脳機能に関する限り、自己制御とＴｏＭという脳機能とのみ有意に関係し、しかも、その関係はマイナスということになります。そして、フラッシュカードをしていない園のデータを参照すれば、フラッシュカードをすること自体がこれらの脳機能の発達にマイナスとみなせます。知能指数ＩＱを下げる可能性すらあります。

したがって、フラッシュカードは幼児では脳機能の発達を阻害すると結論できます。

調べた脳機能は発達障害（ＡＤＨＤや自閉症スペクトラム）に深く関係するものばかりですから、フラッシュカードは発達障害のリスク要因になる、と言えます。

ただし、これはある園での少人数のサンプルでの予備的な調査でしかないので、調査結果の信頼性の程度はさほど高くありません。

とはいえ、この程度のサンプル数でも適切に統計解析すれば、それなりの信頼性は担保できますし、そうした統計解析をしたことはもちろんのことです。

しかも、調べた園は、15年以上フラッシュカードを熱心にしてきた園で、その方法は標準的なものなので、いわば「フラッシュカード法の代表例」と言うことができます。この点でもそれなりの意味のある調査結果だとみなせるわけです。

こうした調査を私があえてしたのは、「日本での様々な幼児教育法のほとんどで科学的調査がなされていない」「フラッシュカードは比較的歴史があり、多くの幼児が現在でもしている」という大きくふたつの理由のせいです。

ただ、実は、もうひとつの理由がありました。発達障害との関係ではその理由のほうがむしろ大きかったのですが、それは「フラッシュカードは発達障害のリスク要因になる」という仮説を抱いたという理由です。

これまでも何度も言及してきたように、発達障害には遺伝的リスク要因の他に環境的リスク要因があります。

発達障害の環境的リスク要因に関する研究はかなり進んでいるので、私がしている「教育相談」の現場では、そうしたリスク要因を推定するために、多数のチェック項目（脳発達科学的チェック項目リスト）を作っていて、親ごさんに記入してもらっています（このことは先述しました）。

そのチェック項目リストは主要なリスク要因を網羅しているはずなのですが、リスク要因がどうしても推定できない例に出会ったことがありました。２００８年頃のことで、お子さんの診断名は「ＡＤＨＤ」でした。

リスク要因は毎年のように見つかっていますので、その時点では不明なリスク要因があるはずです。また、実際問題として重要なのはリスク要因の推定ではなく、あくまでも「改善」ですから、親ごさんに、改善すべき脳機能を話しました。

そのお子さんは、診断名（ＡＤＨＤ）通り、調べた脳機能で最も低下している脳機能は選択的注意力だったので、「お子さんは注意散漫ですね」と切り出すと、親ごさんは少し驚いたように「いいえ、集中力はあると思います」と応えました。

「集中力と選択的注意力は脳機能的には異なりますが、選択的注意力が低いと無意味な刺激に頻繁に反応してしまうので、集中力がある、という印象はもたないはずです」私がそう言うと、

「いいえ、フラッシュカードにはすごく集中します。20分でも集中し続けます」と、親ごさんは反論（？）しました。

これで「謎」が解けました。このお子さんのリスク要因（というか決定要因）はフラッシュカードだったのです。この子が通っている園では、年中さんから年長さんまで、ほぼ毎日、20分もフラッシュカードをしていました。

フラッシュカードでする「連合学習」は、幼児なら言葉を豊富に使ったり覚えたりするだけで十分です。一方、言語習得に伴う連合学習は、ある対象に関してその名称を覚える、というものです。また、ファスト・マッピング（108ページ参照）が起きて、カテゴリーとの連合も即座に成立します（一度「リンゴ」という言葉を覚えれば、どのようなリンゴに関しても「リンゴ」と言えるような、カテゴリー連合）。

したがって、連合学習にはフラッシュカードなどより「豊富な言語環境」のほうがはるかに優れています。連合学習の観点から言って、フラッシュカードは無意味です。

また、フラッシュカードでする連合学習は自ずと限られていますし、幼児には意味がない連合も多いので、一度覚えた「連合」も、数年で忘れてしまうことが普通です（国旗と国名を覚えても、練習をやめてしまえば、やがて忘れてしまいます）。

フラッシュカードは無意味とみなす他ありません。しかし、無意味どころか有害になる可能性があります。それは「過刺激」のせいです。

フラッシュカードは、カードをフラッシュのように提示して、そのカードと連合した文言を言わせます。カードをフラッシュのように提示するのは「過刺激」です。

幼児は過刺激にほぼ自動的に応じるので、フラッシュカードをしている時には「集中」しているように見えます。しかし、実際は過刺激に応じているだけですから、フラッシュカードを過度に行うことで、素早い刺激を求める脳になってしまい、注意散漫や多動という症状が出てきてしまいます。

さらに、フラッシュのように提示した刺激に素早く応えさせる、ということをさせますから、過刺激に加えて「刺激—反応用の単純な神経システム・脳機能が突出して鍛えられてしまう」という側面ももちます。

刺激に対して反応するのは当然のことですが、そんな機能は単細胞生物でももつような原始的なものです。幼児期に発達させるべき高度な脳機能の発達は、フラッシュカードを頻繁にすることでスポイルされかねません。

先述したお子さんの例があって以降、教育相談では、「フラッシュカードやその他の非科学的幼児教育をしたことがあるか、あるいは、現在しているか」という項目を「脳発達科学的チェック項目リスト」に入れるようにしました。ほぼ同時に、「フラッシュカードは発達障害のリスク要因になる」という仮説を検証すべく先ほど述べた調査をした次第です。

そして、これまで、フラッシュカードが要因となって発達障害になったとしか推定できないお子さんに何人も出会ってきました。診断名はＡＤＨＤ、自閉症スペクトラム、あるいはＰＤＤ（広汎性発達障害）など様々ですが、お子さんに少し接するだけでフラッシュカードをしてきたかどうか分かるほどです。本来なら健常児のはずなのに、フラッシュカードのせいで発達障害的な症状を示しているので、眼の動きや動作などに特徴があるからです。

このように、フラッシュカードが発達障害のリスク要因になることは間違いないと思います。

そうはいっても、やはり、他の非科学的な幼児教育法と同様に「フラッシュカードによって全ての子どもが発達障害になる」とか「フラッシュカード的な幼児教育法の全てが脳の発達を阻害する」とは断言できません。フラッシュカードのやり方や時間などによっては脳の発達にプラスなる可能性は排除できません。

しかし、現時点ではフラッシュカードが脳の発達にプラスという科学的な調査やデータはありませんし、私自身の調査では明らかにマイナスですから、「フラッシュカードは乳幼児期ではするべきではない」と言うしかありません。

5章

発達障害を予防し
脳を育成する
年齢別育て方

本来の発達障害には遺伝的なリスク要因（新生突然変異を含みます）があります。その意味で「発達障害は生まれつき」ですが、生後の適切な環境や育児によって、発症しないか、発症しても軽度であること、そして、発達障害は改善できることを何度も強調してきました。

そこで、これまで、発達障害を疑うべき「症状（簡易チェック項目）」と、子どもを発達障害にさせないために（発症したとしても軽度にさせるために）、何をすべきか、何に注意すべきかについて、話してきました。

ただ、親ごさん方が最も知りたいのは、お子さんが何歳までに、何をしておけば、出産後の発達障害のリスクを減らせるのか、さらに、発達障害になった場合どのようにしたら改善できるのか、ということではないでしょうか。

こうしたことは、これまでの話で分かってもらえたと思いますが、もう少し整理したほうが分かりやすいかもしれません。

そこで、子どもの年齢別に区切り、これまでの内容を、組み立て直すことにします。そのため、これまでの内容と重なる部分があることを、最初に断っておきます。

脳科学的にみた場合、年齢別に区切る根拠はありません。発達障害は脳機能の障害ですから、年齢ではなく、脳の発達の時期・段階に即して区切りを設定するのが適切で自然です。

しかし、子どもの年齢別に区切り、これまでの話をまとめることは、お母さん方にとって、分かりやすいという意味で、有益であると思います（あえてお母さん向けにしたのは、6歳頃までは母親との関係が最も重要だからです）。

ちなみに、私たち脳科学者が、子どもを見る場合、年齢ではなくて月齢で考えるのが基本です。同じ1歳でも、1歳2か月の子どもと、1歳11か月の子どもの脳の段階は全く異なります。

ですから、以下で示した「年齢」は、あくまで大きな目安とみなして下さい。

※ここで述べることは、あくまでも「発達障害の予防と改善」を重視したもので、「健常児での科学的幼児教育法」はあまり述べていません。そちちに興味ある方は、拙著『幼児教育と脳』や『「やる気脳」を育てる』を参照して下さい。

出産直後

すでに前章でお話した内容と重なりますが、満期で自然分娩《しぜんぶんべん》をすること、が理想です。そして、もし自然分娩ができなかったとしても、出産直後少なくとも1時間以内に、最低15分以上、赤ちゃんを肌の上で抱くことが大切です。これはお母さんが「母親脳」になるために重要なことです。大人での時間、たとえば年齢44歳11か月と45歳とを比べても、あまり変わりませんが、0歳の段階、特に生まれた直後には、非常に短い時間が重要になります。出産直後の15分間、肌の上で抱くことが重要なのは、その最たるものです。

また、初めて出る母乳を初乳と言います（その後は成乳）。これは出産後1週間ほどしか出ません。ただ、個人差がありますから、5日間とか10日間ということもあります。初乳には乳児に必要な成分がたくさん含まれています。特に赤ちゃんの免疫力を高める成分が豊富なので「最初の予防接種」と言われるくらいです。ですから、初乳はなるべく飲ませて下さい。

ただ、出産後の数日間、母乳が出ないこともあります。ですが、最初母乳が出なくても赤ちゃんは大丈夫なのです。

生まれた直後、子どもが丸々と太って生まれてくるのは、仮に初乳(次いで成乳)が出なくても、赤ちゃん自身が蓄えた栄養で生きることができるのを前提としているからです。なので、最初母乳が出なくてもあせる必要はありません。あせるとストレスになり、かえって出なくなる場合もあります。

母乳が出なくても、優しい言葉で声掛けなどをしながら乳首を積極的に吸わせて下さい。これだけで、最初の「母子コミュニケーション」が成り立ちます。そして、密な母子コミュニケーションこそが発達障害予防の基本になるのです。

0歳 0〜12か月

脳が急速に発達するとても重要な時期です。しかし、特別なことは不要です。母乳と、母子の肌接触(157ページ参照)で十分です。母乳は最低でも3か月以上、できれば6か月以上与えて下さい。3か月でもOKとはいえ、3か月と6か月では赤ちゃんの脳の発達に違いが生じます。

与え方は「オンデマンド授乳」です。つまり、赤ちゃんが飲みたい時に飲むという授乳法です。そのためにも頻繁な母子の肌接触抱きをして下さい。

母乳がいいのは、脳の発達に必要な成分（ＤＨＡやＡＲＡなど）が豊富に含まれている、という点にあります。しかし、実は、それだけではありません、母乳の成分は赤ちゃんの活動や成長に応じて変化する、という点でも母乳はいいのです。

その変化の代表は、初乳（出産後最初に出る母乳）から母乳（成乳）への変化です。母乳の成分はその後も変化します。赤ちゃんの一日の活動周期に合わせて一日のうちに成分が変わるくらいです。さらに、赤ちゃんの発育に応じて変化していきます（１６９ページで述べたカゼインの量も変化します）。赤ちゃんの脳や身体の発達に応じて必要となる栄養成分のバランスが異なるので、そのバランスに合うような仕方で母乳も毎週のように変化していくわけです。

母乳のこうした変化を、人工ミルクで追うことは困難です。母乳がよいのは、その成分だけではなく、「変化」にもあるわけです。

また、乳児の脳と身体の発達には性差があるため、赤ちゃんの性別によって母乳の成分が違うことも示されています。この点でも、母乳は優れています。

さらに、母乳には赤ちゃんの腸内細菌をよくする、というプラス面もあります。腸内細菌は脳の発達に重要です。自閉症スペクトラムの子どもの腸内細菌が種類・量ともに少ない、というデータがあるほどです。このデータには疑義もありますが、母乳で育てると子どもの腸内細菌が適切になり脳の発達にプラスなことは確かです。

ついでに言えば、乳首を吸う、ということが赤ちゃんの脳の発達にプラスになります。乳首を吸われることはお母さんの脳にとってもいいことで、「母親脳」になることを促します。

母乳を与える期間は半年以上が望ましいですが、半年でもOKです（半年以上母乳で育てるメリットは、半年とさほど大きな差はありません——ただし、半年と3か月では先述のように大差があります）。

母乳がいいとは言え、母乳が出ないケースがあります。出ても1か月程度とか、量が足りないので混合、といったケースもあります。その場合、過度な心配は無用です。母乳がいいことは間違いないですが、人工ミルクでもDHAとARA（156ページ参照）の両方が添加されていればOKです（人工ミルクも、やはり半年は与えて下さい）。自閉症スペクトラムになるリスクも、母乳半年と同程度に減ることが実証されています。

生後半年ほどから「離乳食」に移ることが多いですが、離乳食を与え始める時期は、少なくとも脳科学的には、1歳未満なら適当でいいです（赤ちゃんの様子から判断して下さい）。

離乳食の栄養成分・食材などに関しては諸説あります。ただ、進化学・脳科学的に見た場合、「母親が口に含んで柔らかくした食べ物」が離乳食の基本です。

食事内容は、米を主体として「まごわやさしい」、つまり、「ま（豆類）、ご（ゴマ類）、わ（ワカメなどの海藻類）、や（野菜類）、さ（魚などの魚介類）、し（シイタケなどのキノコ類）、い

（イモ類）」というバランスのよい食事です。とくに魚がよいので、妊娠中と同様に、「授乳中には魚を食べるべき」という説もあります。

ただ、「苦い物（たとえばピーマン）」と「酸っぱい物（たとえば梅干し）」は、子どもは嫌います。苦い物は「毒」、すっぱい物は「腐った物」、と脳が判断するからです。なので、離乳食には苦い物や酸っぱい物は避けたほうがいいです。また、「辛い物」の中には、脳の発達にマイナスになる物もありますから、「辛い物」もNGです。その後の食事でも、こうした物はしばらく（2、3歳頃まで）避けたほうがいいでしょう。

「母親が口に含んで柔らかくした食べ物」の良さは「唾液」にもあります。母親の唾液が子どものアレルギーなどを予防することが分かっています。アレルギーは自閉症スペクトラムと関係することもありますから、アレルギーの予防は発達障害予防の観点からみても重要です。キスなどを介しても母親の唾液が赤ちゃんに伝わりますが、離乳食を介して伝わるほうが多いので、この点でもよいです。

最終的な離乳食の固さは「手で軽く握っても崩れない程度」が目安です。この程度の固さの離乳食は「咬《か》むことのよさ」と結びつくからです。乳首を吸うこともそうですが、咬むことも脳の発達に相当に好影響で、それは離乳食から始めたほうがいい、ということです。

離乳食の後の子どもの食事としてよいのは、今述べた「母親の食事」と同じで、白米を主食とした「まごわやさしい」です。特に魚がいいことは、先述した通りです。

生後1年間で母乳と並んで重要なのは母子の肌接触です。密なスキンシップ、笑いかけ、語りかけ、見つめ合い、頬ずり、キス、匂い、そしてオンデマンド授乳……、これら全《すべ》てが赤ちゃんの脳の発達を促します。そのために最適なのは、肌の上に直接抱く育児です。

この方法は、母乳と同様、最低半年はして下さい。可能なら1年間が望ましいです。また、このような「母子の密なコミュニケーション」はその後も（1歳以降も）続けて下さい。

母子コミュニケーションの基本は、会話です。1歳前からの会話も当然ながら重要です。言葉が出ない前から、赤ちゃんはある程度言葉を理解していますから、言葉の内容にも注意して下さい。とくにお母さんの言葉を理解するので、語りかけを頻繁にして下さい。

赤ちゃんとの会話は、1歳過ぎくらいまでの、喃語《なんご》がまざる時期は、「あーうー」という喃語を真似《まね》て同じように返してやります。喃語も言葉です。赤ちゃんが「話すこと」が楽しいと思えるように、静かな環境で、聞き取りやすい、ゆっくりとした話し方で、赤ちゃんが興味を持つ単語などを語りかけてやります。

ただ、赤ちゃん言葉よりも、むしろ、大人の言葉を普通に使ったほうがいい、という説もあります。しかし、赤ちゃん言葉でコミュニケーションをとったほうが言葉が早く出て語彙《ごい》の数も増える、という調査研究があります。なので「発達障害の予防」という観点からは、赤ちゃん言葉でのコミュニケーションのほうがよいでしょう。

「話すことが楽しくない」というのが自閉症スペクトラムの特徴のひとつらしいことが分かって

います。0歳から「話すことの楽しさ」を脳に植え付けてほしいのです。

赤ちゃんはお母さんの声が大好きです。2歳、3歳くらいまでは、子守唄や読み聞かせをして下さい。4歳以降は、子ども自身に読ませることがよいのですが、2歳、3歳までは、読み聞かせるだけで十分です。子守唄も言葉の発達を促すので、2、3歳頃まではなるべくして下さい。

出産はまさに大事業で、その後の育児もそうです。「母乳と母子の肌接触で十分」と言っても、母乳が出ないこともありますし、肌接触をずっとしているとお母さんは疲れてしまうかもしれません。それに、初めての育児だと不安もありますし、「産後うつ」になることだってあります。

母乳が出なくても、DHAとARAを含んだ人工ミルクでよいことは先述した通りです。肌接触抱きも、お母さんができる範囲でいいのです。添い寝だけでも赤ちゃんの脳によい影響を与えます（ただし、窒息などには十分に気を付けて下さい）。

それから、手助けをしてもらいましょう。お父さんからの手助けもいいですが、最もいいのはおばあちゃんです。

女性が閉経後に数十年も長生きするのは「育児の手伝いと孫の世話」という役割を（進化的に）もっているせいです。おばあちゃんに育児の手助けをしてもらうのは、ごく自然のことで、おばあちゃんにも子どもにもよい影響を及ぼすことが分かっています。

おばあちゃんの手助けは本来なら毎日がいいですが、おばあちゃんにとっては週に1日が適当、というデータもありますから、毎日ではなくていいので、おばあちゃんに子育てを手伝ってもらって下さい。

何らかの理由でおばあちゃんに手助けしてもらえない場合は、ママ友でもいいです。育児の悩みや愚痴をママ友と言い合うことはお母さんの脳を安定させるのでよいことです（ただ、愚痴などは赤ちゃんがいない場所でして下さい——赤ちゃんはある程度言葉を理解できますから）。

肌接触抱きが基本とはいえ、ハイハイをし始めたり、その後に、ひとり歩きをし始めたら、この種の「運動」をしっかりと、自由にさせて下さい。もちろん、「素足ですること」が原則です。できれば公園などがいいですが、最初は屋内でもOKです。

こうした運動によって、脳機能の発達が促されます。乳児脳はとても「未熟」なので、運動機能の育成が他の脳機能（知的能力も）の発達に直結します。

ハイハイやひとり歩きの際には、当然ながら肌接触抱きは不要です（というか、抱いていないので、できません）。ただ、そばにいて、語りかけをすることは、もちろん、意味があります。

また、不安そうだったり、泣いたりしたら、抱いてあげて下さい。


〈注意すべきこと〉

「0歳児教育」という言い方に代表されるように、0歳児からの英才教育的なことを推奨する学者もいますが、そんな話は俗説にすぎないので無視して下さい。英語教育も知育も不要です。せいぜい「いないいないばあ」程度で十分です。おもちゃも少ないほどよい、というデータがありますので、豊富な玩具もいりません。

赤ちゃんにも、もちろん個性がありますから、全ての「英才教育的なこと」が脳の発達にマイナスとは言えません。ただ、英語や知育的なDVDは、発達障害のリスク要因になりかねません。スマホやダブレットなどのデジタル機器もそうです。テレビ（とくにアニメ）を2時間以上見ることも脳の発達にマイナスです。つまりは、「テレビやデジタル機器に子守をさせないで」ということです。そもそも、デジタル機器からの音声を赤ちゃんは認識できないようです。認識できない音声は、本来「苦手」ではないので、言葉の発達に悪影響です。お母さんの生の声が最もいいのです。しかも、1歳未満で、すでに、単語のみならず文法を脳は処理していることが分かってきました。つまり、単語だけではなく文法も同時に理解しながら、言語機能を1歳未満から発達させるようなのです。この言語機能の発達が知的能力の発達と結びつきます。

日本語と英語では（違う語族に属することもあって）文法が違います。デジタル機器の「英語教育」はこの点でも無意味か悪影響であると言えます。

言葉に関しては、お母さんの語りかけと会話が最もよいこと、そして、「テレビやデジタル機器での子守」が悪影響になりかねないことは、重ねて注意したいと思います。

1歳 12～24か月

脳は生誕後数週間、半年、1年という期間で急激に変化しつつ発達します。この1年間を適切に乗り越えれば発達障害のリスクは大幅に減ります。その基本が母乳と母子の肌接触なので、前項ではそれらを重点的に述べました。

1歳を過ぎれば、密な母子コミュニケーションだけで十分です。食事は、白米を主食とした「まごわやさしい」です。つまり「和食」です。魚が特にいいことは、何度も述べてきた通りで、6歳頃まではこうした食事を続けて下さい。

母乳がまだ出るようであれば、母乳を与えてもOKです。母乳が出なくても子どもが乳首を吸いたいようでしたら、そうさせて下さい。

この頃になれば、ひとり遊びをするようになりますが、自由に遊ばせてOKです。玩具は少数で十分で、与えすぎることは脳の発達にむしろマイナスです。

ひとり遊びもいいですが、読み聞かせが脳の発達に相当に重要であることは、最近の研究でも明らかになっています。

読み聞かせ自体よりもさらによいのは「双方向性の読み聞かせ」です。つまり、お母さんが読み聞かせることと、お子さんがお母さんに読み聞かせる、ということです。つまりは、お互いに読み聞かせ合う、ということです。1歳では双方向性はまだ無理でしょうが、できそうなら、この頃から意識的にしてみて下さい（欧米での科学的な早期幼児教育ECEでも、この種の読み聞かせを相当に重視しています）。

〈注意すべきこと〉

1歳頃から「目と目が合わない、笑いかけても笑わない」という症状があれば、発達障害（特に自閉症スペクトラム）の疑いがありますので、注意して下さい。

ただ、その場合、すべきことは簡単で、「母子コミュニケーションを通常以上にすること」です。このことは2章で詳述しましたので、そちらを参照して下さい。

テレビやデジタル機器を遠ざけるべきなのは、言うまでもありませんし、非科学的な知育や英語教育などは、この頃でも、もちろん、NGです。

2歳 24〜36か月

この段階も、1歳の時と同じく、密な母子コミュニケーションと「和食」（白米と魚を主体とした食事）が基本です。

母子コミュニケーションを介して知能を育む方法としては、前項でも述べた「双方向性の読み聞かせ」がよいことが実証されていますから、この頃から積極的にする意味は大きいです。

食事の際には、箸を使わせ始めて下さい。この頃から箸を使い始めた子どもほど頭がいい（IQとHQが高い）ことが分かっています。最初は「握り箸」でいいです。補助箸は無意味なので、最初から普通の箸を使わせて下さい。

2歳頃から、密な母子コミュニケーションに加えて、「同年輩との集団遊び」が重要になってきます。ひとり遊びを自由にさせることもいいのですが、なるべく友達と遊ばせるようにし始めて下さい。

具体的には、保育園に入れる、ということが最もお薦めです。2歳以降では「生活習慣を身に付けること」そして「同年輩と遊ぶこと」が相当に重要なことで、それら両方ができるのは、保育園です。

園を選ぶ際には「昼食で箸を使わせる」「自由な集団遊びをさせる」「生活習慣を身に付けさせる」という点に注意して下さい。「非科学的な英才教育をしている園」はなるべく避けて下さい。

集団遊びはとても重要ですが、園によっては体操などの運動もさせます。ただ、「脳の発達によい運動」として科学的な証拠があるのは、サッカーとそれに類した運動（バスケットボールなど）くらいです。

また、4歳未満なら水泳は脳機能の発達にプラスというデータが数少ないですがあります。ただし、「4歳未満」であって、それ以降ではありません。なので、2〜3歳頃の水泳はよいかもしれません。

この頃から「しつけ」をすべきですが、3歳からでも遅くないので、しつけに関しては次項（3歳）で述べます。

〈**注意すべきこと**〉

この年齢で注意すべきことは、まず、言葉です。2歳の終わり頃までに、喃語すら出てこなかったら大きな問題です。自閉症スペクトラム等の発達障害の疑いがあります。

それから表情です。笑いかけても笑わないとか、表情に変化がないことも問題で、これも自閉症スペクトラムの疑いがあります。加えて、注意してほしいのは目の動きです。相手の動きを目で追えない場合にも問題があります。

家庭でできることは、目を見ながら語りかけを続けることです。子どものレベルに合わせて、2歳でも喃語の場合は、喃語を言い返してやります。興味を持ったものの名前や、「じゃあじゃあ」「ふわふわ」などの擬態語や擬音語をたくさん語りかけてやります。擬態語や擬音語を楽しめる絵本などを読んで聞かせるのもよいでしょう。

うたうこともよく、うたうことで言葉が出てくる、増える、という現象が知られています。お母さんと一緒にうたうことから始めてみて下さい。

言葉を増やそうとあせって、テストやクイズをするのは、よくありません。「絵カード」を使うような方法も無意味か、悪影響です。あくまでも、豊富な言語環境と密なコミュニケーションが基本です。

ADHDの場合、その症状（多動や衝動性）が出てくるのもこの頃です（ただし、もっと遅い場合もあります）。

家庭でできることは、ＡＤＨＤの場合、ほぼありません。「多少危険なことを含んだ集団遊び」がＡＤＨＤでの最もよい予防法・改善法ですが、これができるのは、通常、園です。ただ、週に1回でもいいので、「多少危険なことを含んだ遊び」をひとりでさせることもそれなりに改善効果をもちます。

また、テレビゲームをしていたり、デジタル機器を使っていたりした場合、それらを一切止《や》めることで、ＡＤＨＤ的な症状は改善します。逆に言えば、「0歳」の項で注意したように、その種のことは最初からしないことです（これらは、発達障害のリスク要因にもなります）。

発達障害的な症状が出てきてしまった時に、親ごさんたちがよくする誤りは「発達障害児向けの施設・場所に通わせる」ということです。

そうした施設・場所で「非科学的な改善法」をされた場合、発達障害は改善するどころか、悪化します。また、同年輩とのコミュニケーションや遊びが十分にできず、この点でもよい影響より悪い影響が大きいと推定できます。

どのような発達障害であろうと通常の園に入れることが肝要です。そこでしているほぼ全てが（非科学的な英才教育を除いて）、発達障害の改善に繋がります。是非とも通常の園に入れて下さい。

3歳 36〜48か月

2歳と同様、密な母子コミュニケーションと「和食」、そして、集団遊びが基本になります。ただ、同年輩との集団遊びの重要性が相対的に高まります。また、「多少危険なことを含んだ遊び」を主体的かつ自由にさせることも大切です。幼少期にこうした遊びを豊富にした人ほど、いわゆる難関大学に合格する確率が高まる、という調査がありますし、社会性や創造性、「心の強さ」にも結び付くことが示されています。

本来なら2歳頃からすべきですが、3歳頃でも遅くないので、是非してほしいことがあります。「しつけ」です。

しつけ、と言っても、簡単なことで、時間を守らせること、挨拶をさせること、で十分です。家庭では、一定の時間に起きて、一定の時間内で食事をすること、一定の時間で園に行くこと、一定の時間内で遊ぶこと、などです。また、挨拶をすることで、「行動の区切り・制止」が身に付きます。社会的ルールも挨拶から身に付きます。「おはようございます」「いただきます」「ごちそうさまでした」「行ってきます」「ただいま」「おやすみなさい」などの挨拶です。

時間を守らせる「しつけ」は「時間制限法」と言います。もうひとつの「しつけ」は「自由制限法」です。

自由制限法は時間制限法と関係深く、たとえば、一定の時間で食事をする、ということは、その時間では食事以外のことをしない、という自由制限が伴います。一定の時間で園に行く、ということにも、遅れて園に行く、とか、園に行かない、ということをさせない、という自由制限が伴います。

ただ、社会的なルールに違反する行為をした場合には、罰が必要です。その罰として適しているのが自由制限法です。

殴ったり叩《たた》いたりすることも場合によっては必要ですが、「虐待」と同類の行為になりがちなので、避けたほうが無難です。その一方で、両肩をぐっと押さえて、動きの自由を制限しつつ、眼を見ながら「ダメ！」というような叱り方はＯＫです。一定の時間立たせるとか、小部屋に閉じ込める、という方法でもいいです。

小部屋に閉じ込めるといった自由制限法がいかに有効かは、40年ほど前の実験から分かっています。2～4歳の子どもたちを遊ばせる際に、ルールを設け、そのルールに違反した場合「懲罰ボックス」に入れる、ということをすると、社会性が高まり、攻撃性や衝動性が低くなることが実証されています。

今の教育現場ではこうしたことは「体罰」として禁止されていますから、家庭でするしかありません。ただ、過度にする必要はなく、「時間制限法」を主体にして下さい。

通常の園に通わせることの利点として、園では「時間制限法」での「しつけ」を（無意識にも）している、ということもあります。

生活習慣を身に付けさせることを重視している園は、その意味で、脳の発達を促す園です。

「自由保育」と称して、「時間制限法」も「自由制限法」も使わない園もありますが、そうした園は避けたほうが無難です。

ただ、厳しい園では「多少危険なことを含んだ自由遊び」をさせない園もあります。園に行かせる大きな利点は「同年輩との集団遊び」にあります。そうした遊びには「多少危険なことを含んだ自由遊び」が含まれたほうがいいので、園を選べる場合、「遊ばせ方」にも注意して下さい。

〈注意すべきこと〉

注意すべき点は2歳と同じです。

発達障害的な症状が出ても、「通常の園」に行かせることが最重要で、それで十分です。英才教育などは一切不要です。

発達障害児向けの施設などに行かせることは、むしろ（くどいですが）マイナスです。

科学的な改善法を実施している所は別ですが、そうした所にしても、「通常の園」に行かせながら、補助的に行く、という方法がいいです。

私のしている教育相談でも、言葉が出ないお子さんが、通常の園に行き始めてから急に言葉が出始め、語彙《ごい》の爆発も起きた、というケースがかなりあります。

この年齢以降では、同年輩との遊び・コミュニケーションほど言葉の発達を促すものはありません。2、3歳までは、お母さんとの密なコミュニケーションが最重要な一方、2、3歳以降では同年輩とのコミュニケーションがとても重要になってきます。多少のケンカなどもしたほうがいいです。

「体の痛みを介して心の痛みを知る」というのは脳科学ではよく知られています。2、3歳から6歳頃までに「体の痛みを介して心の痛みを知る」という経験をしておかないと、他人の心の痛みが分からない少年・成人にもなりかねないので、注意が必要です。

4歳 48〜60か月

3歳と同様、母子コミュニケーションと「和食」、そして、集団遊びが基本ですが、園での生活がより重要になります。発達障害的な症状が出ていても、通常の園（保育園や幼稚園）に通うことが改善に繋がります。

いわゆる「待機児童」が多い地域では、園を選ぶことは難しいでしょうが、園を選べる場合、注意すべき点があります。これまでも指摘してきましたが、ここでまとめておきます。

① 生活習慣を身に付けさせることをきちんとしている。
② 昼食で箸（補助箸ではなく）を使わせている。
③ 主体的で自由な集団遊びをする時間をほぼ毎日設けている。
④ 非科学的な英才教育をしていない。
⑤ 玩具の類が少ない。

これら全てが、脳の発達にプラスに作用しますので、健常児にはもちろんのこと、「障害児」にもよいことです。これら5点が全て揃《そろ》っている園は、私の知る限りにおいて、むしろ多数派です。あえて加えると、30歳を過ぎたベテランの保育士・幼稚園教諭がいる、ということも目安になります。

園の経営その他の問題で、30歳未満の保育士・幼稚園教諭しかいない園もありますが、見識のある園では、「経験知」が豊富なベテラン保育士・幼稚園教諭を雇っています。

子育てにはまさに豊富な経験知が必要です。おばあちゃんの手助けが進化的な意味をもつのも、おばあちゃんの豊富な経験知によって子育てがうまくいくからです。本やネットなどでの明示的な知識（形式知）だけでは子育てを適切に行うことは難しいです。多数の園児を長年扱ってきた経験知豊富なベテラン保育士・幼稚園教諭がいる園は良質とみなすことができますので、可能ならそうした園に通わせて下さい。

よい園に通っている限り、家庭ですべきことは、さほどありません。前項（3歳）で述べた「しつけ」程度で十分です。

ただ、やはり、良好な母子コミュニケーションはこの頃でも基本となります。その際には、「知的な訓練」を多少入れることは4歳以降では有意義です。

「知的な訓練」と言っても、英才教育的なことは不要です。母子コミュニケーションを介した方法が良く、簡単なのは「読み聞かせ」の応用です。

2、3歳までは、お母さんが読み聞かせることや「双方向性の読み聞かせ」がいいのですが、4歳以降は、読み聞かせの際に、途中で止めて、内容に関して質問して下さい。例えば、昔話ならば、

「ところで、おじいちゃんは何をしてた？」

「おばあちゃんは何をしてた？」

「おじいちゃんとおばあちゃんは、どっちが先だった？」

といった、質問をしていきます。

最後の質問では、物事の順番を問うているのですが、物事の順番が分かるというのは、極めて重要です。

また、読み聞かせの後に、「どんな話だった？」と、内容を要約させることも相当に有効で、知能や学力を高めます。

4歳頃からは、「子ども主体の読み聞かせ」を混ぜるということも意味があります。つまり、子どもに音読をさせる、ということです。「この本をお母さんに読んでくれる？」といった感じで、子どもに読んでもらい、内容に応じて、表情豊かにうなずいたり、笑ったり、悲しんだりする、ということをしてみて下さい。

音読の際でも、読み聞かせの時と同様に、途中で止めて質問をしたり、最後に要約してもらったりすることは、相当に有意義です。

この種のことでの注意点は、「テスト」のようにならないことです。読み聞かせや音読の際に質問したり、要約させたりすると、「テスト」のようになってしまい、読み聞かせや音読を嫌いになることがあります。

読み聞かせ、双方向性の読み聞かせ、そして子ども主体の音読は、どれも、母子コミュニケーションや知的能力にとってかなり意味がありますから、そうしたことを嫌いになるのは避けてほしいのです。

子どもが「質問されるのは嫌」「要約するのは嫌」といった感情を示すようでしたら、質問や要約はしばらく止《や》めて、読み聞かせや音読は楽しいことなんだ、という思いを抱かせるようにして下さい。

〈注意すべきこと〉

子どもが発達障害の場合、この頃に、症状は明確になります。小児精神科などでの「診断名」も比較的はっきりします。

本来の発達障害には遺伝性があるとはいえ、適切な環境・育児によって、発達障害の症状は出ないか、出ても症状は軽くなります。また、遺伝的には発達障害ではなくても、不適切な環境・育児によって、発達障害的な症状が出ることがあります。

ここで話している「年齢別育て方」は、まさに「適切な環境・育児」ですから、それらを4歳頃まで実践していれば、発達障害の症状は出ないか、出ても軽度なはずです。

それでも、発達障害として何らかの「診断名」がついても、不安になったり、あせったりしないで下さい。

何度も言ってきたように、発達障害は改善可能です。4歳頃では、どんな発達障害でもすべきことは大きくふたつあります。

第一に、「数字訓練」です。つまり、数の概念を徹底的に教えることです。「数の感覚」に関する脳領域が生得的にあるらしいことも最近示されました。

数は「指」と（進化的に）深く関係します（英語のdigitが数と指の意味をもつのもそのせいです）。ですから、最初は指で数を教えて下さい。数を数えることも、最初は指を使って下さい。

数の概念が身に付いたら、記号としてのアラビア数字で数が数えられる、数字が読める、数字が書ける、という段階まで訓練して下さい。書くのは「1～9」で十分です。

数の概念が分かる、ということを前提として、アラビア数字が読めて書けるようになれば、次は、書く数字の「形」と「大きさ」に注意して下さい。まずは大きめの数字を適切な形で書けるという訓練をし、ついで、小さな数字（1センチ程度でOKです）を書くという訓練をして下さい。

これは、発達障害を改善するのに最も適切な「数字カード法」を適用するための前段階となります。また、簡単なHQテスト「数字の順番書き」をするための前段階にもなります。「数字カード法」も「数字の順番書き」も5～6歳になってからで十分なので、4歳の時には「数」と

「数字（アラビア数字）」を取得するだけでＯＫです。

ちなみに、「発達障害の改善」という観点からは、かなや漢字の訓練は不要です。かなや漢字を読めなくても書けなくても、改善には無関係です。あくまでも「数字」です。

第二に、「通常の園」に行かせることです。

発達障害の「診断名」がつくと、発達障害児向けの施設などに行くことが周囲から勧められると思います。しかし、発達障害用の施設等では非科学的な改善法や扱いがされてしまいかねません。何よりも、同年輩の子どもたちとの社会関係・コミュニケーション、とくに遊びが希薄になりがちです。自閉症スペクトラムの子どもたちが集まった施設では、同年輩の子どもとの豊かな社会関係・適切なコミュニケーションは、ほぼ不可能です。

ただ、適切な発達障害児向けの施設等が全くないとは断言できませんので、通わせることを全否定はしません。それでも、「通常の園」に行かせながら、そうした施設等にも週1回程度行く、という方法をお勧めします。

5歳 60〜72か月

ここまで述べてきた「年齢別育て方」をしていれば、仮に遺伝的に発達障害の子どもでも発達障害にならないか、発症したとしても軽度なはずです。いわんや、「発達障害が作られる」という事態は想定できません。

それでも、発達障害の疑いがある場合、念のためHQテストをするのがよいです。そうすれば、低下ないし障害されている脳機能が分かりますので、自ずと対策が出てきます。また、見かけ上、発達障害に見えているだけで、脳機能的には健常である可能性もありますから、この点でもHQテストをする意味はあります。

ついでに言えば、最初のHQテストは4歳後半から5歳頃にするのが最も適しています（ただし、数字が読めることが前提になります——かなは読めなくてOKです）。

しかし、HQテストをきちんとするためには、現時点では「人間性脳科学研究所」に来てもらうしかありません。テスト中の様子をチェックしたり、必要に応じて補足的なテストや調査をまさに臨機応変にしたりする必要がありますから、私（澤口）自身が扱った方がいいので、やはり「人間性脳科学研究所」に来てもらうのが最良です。

そうは言っても、家庭でできる「簡易HQテスト」はあります。あくまでも「HQテスト」、つまり、脳機能テストであって、2章で述べた「チェック項目」ではありません。

この年齢では、ほぼ全ての発達障害のお子さんで、共通して低下ないし障害されている重要な脳機能があります。ワーキングメモリです。

ワーキングメモリは、「意味のある情報を一時的に保持しつつ適切に操作する脳機能」で、様々な高次脳機能の最重要な基礎となっています。このワーキングメモリ能力をチェックする簡単な方法は「数字の順番書き」です。

お子さんに3ケタないし4ケタの数字を言葉で言ってから、5秒ほど後に、その数字を紙に順番通りに書かせてみて下さい（1〜9の数字でOKです。ゼロはいりません）。5歳で3〜4ケタ書ければ健常範囲です。つまり、ワーキングメモリ能力は年齢相応です。その場合、発達障害的な症状が出ていても、通常の園に通えている限り大きな問題はありません。「脳の個性」とみなして下さい。

「あっち向いてホイ」も簡易HQテストになります。相手は誰でもいいです。これがきちんとできないと、「実行機能」という脳機能が低い可能性があります。実行機能とは、自分の行動や感情を状況に応じて主体的に制御する脳機能です。「状況に応じて主体的に」というのがポイントです。

「あっち向いてホイ」の場合、「逆に向かなければならない」という状況において、相手に合わせる（つられる）ことなく主体的に逆を向く必要があるので、実行機能をかなり使います。

実行機能が低いのがADHDの大きな特徴のひとつです。なので、この年齢で「あっち向いてホイ」がうまくできないと、ADHD傾向の疑いがあります。また、実行機能はワーキングメモリと深く関連するので、この年齢で「あっち向いてホイ」がうまくできればワーキングメモリ能力も健常なはずです。

ただし、ワーキングメモリ能力が健常範囲でも、発達障害である可能性は残ります。

① 5歳未満で非科学的な英才教育をしたことがある、あるいは、現在している。

② 5歳未満で非科学的な発達障害改善法をしたことがある、あるいは、現在している。
③ 5歳未満で不適切な「ワーキングメモリ訓練」をしたことがある、あるいは、現在している。
④ デジタル機器を（知育を含めて）多用したことがある、あるいは現在多用している。

こうしたことがあると、ワーキングメモリ能力は健常範囲かそれ以上でも、一部の脳機能が低下ないし障害されていることがあります。つまり、発達障害に深く関わる各種脳機能の発達の程度に大きな差がある（脳の凸凹が大きい）可能性があるわけです。

くどいですが、ここまで述べてきた「年齢別育て方」をしていれば、ワーキングメモリにしても、その能力は年齢相応で、かつ、「脳の凸凹が大きいこと」は起こらないはずです。

脳の凸凹が大きいかどうかは、それこそHQテストをきちんとしないと分かりませんが、そうしたことが起きていても、あるいは、起きていなくても、この年齢ですべきことは、もちろん、あります。

まずは、集団遊びです。

ワーキングメモリは、本来（進化的に）、社会関係をうまく行うために進化してきた、という側面をもちます（群れを作るサルでもワーキングメモリ能力をもっていて、社会関係で多用されます）。

集団遊びの重要性はこれまで何度も強調してきましたが、ワーキングメモリが発達し始めるのは4歳頃からなので、4〜5歳頃からの遊びと、4歳未満での遊びの意味合いは脳科学的には違います。4~5歳頃からの遊びでは「ワーキングメモリを豊富に使う」という意味が強くなるのです。

この年齢頃での集団遊びで重要なのは、明確なルールが入っていること、です。ルールが入っていればなんでもいいです。もし集団遊びができない環境の場合、サッカーなどの集団スポーツでもいいですが、「自由で主体的」「多少危険」という要素が入っていることが重要なので、この年齢では、集団スポーツよりも、公園などでの集団遊びが優れています。

「好奇心に基づく遊び」も、この頃から相当に重要になります。好奇心は集中力や主体性の「元《もと》」であることが分かっています。好奇心も脳機能ですから、好奇心を発揮するほど好奇心は向上する、という原理があります。

好奇心を発達させる場合には、ひとり遊びでもよいので、好奇心を伸ばすような遊びをたくさんさせて下さい。「虫取り」がその代表例ですが、好奇心を発揮できる遊びなら何でもいいです。「遊び」ではなくても、休日などに動物園や博物館に行って好奇心を育む、という方法もあります。お子さんが好奇心をもつなら、デパートやホームセンターなどでもいいです。

この年齢になると、テレビ番組に興味をもつかもしれません。テレビは、本来、脳の発達にマイナスです。ただ、4~5歳頃から(ワーキングメモリが発達し始めるせいもあって)プラスになるテレビコンテンツがあります。それは、いわゆるバラエティ番組です。その根拠は、社会関係が豊富、ということにあります。

そもそも、特に8歳未満までの子どもの脳は、いわば「準備状態」に（進化的に）なっています。例えば、子どもが言語を習得するにあたり、お母さんが子どもに話しかけるとか、周りの言語環境が重要なのですが、それは、子どもの脳に言語を習得する準備ができていて、言語を積極的に取り入れるようになっているからです。1歳未満でデジタル機器ではなくお母さんの音声に専《もっぱ》ら反応するのも、「母親の音声言語から、文法を含めた言語を習得する」という準備が脳にあるからです（専門的には「生得的で固定された神経回路」といい、それに対応した環境を「進化的に予測している環境」といいます）。

そうした「脳の準備」があるからこそ、子どもは適切な環境によって言語も社会関係も習得し、発達させていくのです。

数えることや数字が重要なのも、「数」に対応した「脳の準備」が進化的にあるせいです。一方、せいぜい6000年の歴史しかない文字に対しては「脳の準備」はないので、文字よりも数を教えるほうを先にすべきなのです。ついでに言えば、「脳の準備」がない環境や刺激（早期英語教育やデジタル機器など）は、脳の発達を歪ませたり阻害したりすることがあるわけです。

話は少し難しくなりましたが、社会関係に関していえば、目にする社会関係が豊富であれば、それに子ども自身が積極的に関与して、社会関係を学ぼうとします。社会関係のルール、たとえば、いじめちゃいけない、泣かしちゃいけないなどということも、子どもは自ずと学びます。親切な行動を見るだけで、親切な行動を学ぶことも分かっています。

だからこそ「ルールのある集団遊び」がいいのですが、社会関係を見るだけでも、脳はいわば勝手に社会関係を学びます。そして、テレビのバラエティ番組というのは、笑ったり、泣いたり、怒ったり、といった社会関係がたくさん出てきます。そのため、バラエティ番組は脳の発達にプラスの効果をもちます。実際、全国のどの地域で調べても、バラエティ番組が脳機能（特にＨＱですが、ＩＱにも）によいことが分かっています。

ただし、テレビ視聴は1日2時間未満にする、というのが原則です。いくらバラエティ番組がよいと言っても、2時間未満という原則は守って下さい。

〈**注意すべきこと**〉

園によっては、このくらいの時に、「教育的なこと」をすることがあります。幼稚園は教育機関ですから、そうしたことは当然ですが、保育園でもすることがあります。

教育の大きな目標のひとつは、社会を含めた環境に適応するための能力とスキル（技能）、記憶（知識・経験）を育成・獲得することにあります。そして、幼少期は学習能力が非常に高いので、それ相応の教育は当然必要ですし、教育効果も高いです。

この章では、「発達障害」との関係で、能力（脳機能）の向上を重視してきましたが、スキル（技能）と記憶を育むことも当然ながら重要です。端的に「かな」や「漢字」を（記憶して）読み書きできないと、学校や社会にうまく適応できません。計算のスキルも必要です。

園よりも、母子コミュニケーションを介した教育のほうが教育効果は大きいというデータもありますから、お母さんがお子さんと一緒に「勉強」することは意味があります。

その場合には、子どもの感情を重視する、ということが基本になります。子どもが嫌がっているのに勉強しても無意味か悪影響です。お子さんと一緒に楽しく勉強する、といった感じがいいです。これは「読み聞かせ」と同様なことです（1歳頃からしてほしい読み聞かせは、実は、大きな教育的効果ももっています）。

念のため述べれば、「スキル」を伸ばすことばかりするのは不適切です。

計算をたくさんさせれば、「計算のスキル」は当然ながら向上しますが、計算のための能力（脳機能）が向上するとは限りません。特殊な「体操」ができても、その体操のスキルを伸ばしているだけで、身体運動の能力が向上しているとは限らないのと同じです。IQテストを月に一度程度繰り返してIQテストのスキルを伸ばす園もあるようですが、その場合、見かけ上IQの値は高くなりますが、IQが本当に向上しているかどうか分かりません（IQテストでのスキルの影響を排除するために、IQテストは、本来、生涯に数回すればいいくらいです）

「知識」を詰め込むことばかりすることも、もちろん、不適切です。知識（記憶）がなければ、脳は適切に働けないので、知識を蓄えていくことは重要です。ただ、知識を活用する能力が低くてはまさに「宝の持ち腐れ」です。考える力も計画する能力も決断する力も知識だけでは伸びません。生きる上でとても重要な「適応力」も向上できません。

通常の保育園や幼稚園は、今述べたようなことは常識になっているはずで、適切な教育をしていると思います。ただ、「特殊なスキルを伸ばす」「多量の知識を詰め込む」といったことをしているだけの園もあるようですので、あえて述べた次第です。

通常の園ではしていないはずですが、最も注意すべきことは、やはり「非科学的な英才教育」です。この年齢の脳は非常に未熟で未分化ですから、非科学的な英才教育をしてしまうと、この頃まで健常児であっても、発達障害的な症状が出てきてしまうことがあります。発達障害的な症状を多少なりとも持っていると、症状を悪化させる可能性があります。私自身も「教育相談」で、このようなケースをかなり扱ってきました。

5歳頃からの「非科学的な英才教育」で、発達障害的な症状が出てしまった場合、改善するのは比較的容易です。5歳頃からなら、多くの場合、HQテストができるので、低下ないし障害された脳機能が特定でき、適切な対策・改善法が適用できるからです。

そうは言っても、お子さんは「発達障害」と診断されてしまいますから、もし改善させなかったら、その診断のせいで不適切な扱いや教育をされかねません。親ごさんにしても、お子さんが「発達障害」と診断されたら、かなりショックで不安になってしまいます。

この種のケースでは改善は比較的容易とはいえ、最初から、「非科学的な英才教育」をしなければすむ話です。

ちなみに、この年齢頃に「発達障害」と診断されて、「非科学的な改善法」を受けてしまうケースがあります。非科学的な改善法は、脳を歪ませる（脳の凸凹を助長する）ことがありますから、この点も注意して下さい。

補足すると、「非科学的な改善法」では、多くの（しばしば高価な）教材を使う場合があります（非科学的な英才教育にも同様の傾向があります）。

一方、科学的な改善法は「原理」を重視するせいもあって、多種類の教材など不要です。1〜2種類の（数千円程度の）教材で十分です。教材自体は単純ですから、手作りでもOKです。教材など不要な改善法もあります。

「多種類の教材を使っているから非科学的」とは、むろん、断言できませんが、科学的な改善法では教材はごく少ないか不要なことを知っておいて下さい。

6歳 72〜84か月

6歳児と5歳児は脳レベルでは大差ありませんから、すべきことや注意すべきことは、前項の「5歳」とおおむね同じです。

簡易なHQテストとしての「数字の順番書き」は、6〜7ケタできれば、健常範囲どころか「優秀児」です。このテストはワーキングメモリ能力を調べる簡易テストですが、ワーキングメモリと学業偏差値（とくに国語と算数）は相関しますから、6〜7ケタできれば、学業偏差値は

60以上だと予測できます。ただ、6～7ケタができなくても問題ありません。5ケタできれば十分です。

「あっち向いてホイ」は、あえてしなくても、できるはずです。もしするなら、「眼だけでする」ということをしてもいいかもしれません。頭が多少動いても構いませんが、眼の動き（眼球運動）のコントロールは相当に高度な脳機能です。眼の動きで「あっち向いてホイ」ができれば、「実行機能」は優れていると言えます。

「科学的な英才教育」をしたい場合、年齢（月齢）的にこの頃が適しています。5歳でも適していますが、2～3か月で著しい効果がありますし、そのくらいの期間で十分ですから、あえて早い年齢・月齢でする必要はありません。

科学的な英才教育として、最も優れているのは、やはりワーキングメモリ訓練です。ワーキングメモリ能力を向上させれば、他の様々な高次脳機能が汎化的に向上します。知能指数ＩＱも向上します。

ここで言うＩＱは「一般流動性知能ｇＦ」とか「一般知能ｇ」と呼ばれるものです。現在のＩＱテストは主にｇＦ・ｇを測定していますから、ＩＱイコールｇＦ・ｇです。以前の（古い）ＩＱテストは、学業や仕事を含めた実生活・人生にほぼ無関係なので、ＩＱテストは何度か改訂され、現在のＩＱテストになっています。

今のＩＱ（ｇＦ・ｇ）は、学業を含めた社会的失敗・成功に深く関係することが分かっています。しかも、８歳未満でＩＱを向上させれば、多くの場合、ほとんど下がりません。ＩＱを１４０以上にすることはごく簡単で、適切なワーキングメモリ訓練を2~3か月するだけで十分です。私がコミットした園では、平均１７０まで向上しました（個人差はあまりなく、最低でも１５０です）。

具体的な方法は「数字カード法」です。「Ａさんへの対策アドバイス」でも記しましたので、重複しますが、次のような方法です。

①　異なった数字を書いたカードを用意します。
②　適当な順番で、１枚ずつカードをお子さんに見せて下さい。
③　その後、お子さんに質問をして下さい。
④　②と③で「１試行」です。
⑤　最初は○~○枚が適当です。○~○枚でほぼ１００％正答するようになったら、枚数を順次増やします。
⑥　時間は一日10分ほどで十分ですが、できれば毎日して下さい（土日は休んでもＯＫです）。
⑦　訓練期間は2~3か月で十分です（ワーキングメモリ能力には、年齢・月齢に応じた限界が自ずとありますから、あまり長い期間しても効果に大差ありません）。

②で「○~○枚」としたのは、子どもによって適切な枚数が違うからです（ＨＱテストをする

ことで分かります）。また、実際の方法は、お母さんに丁寧に説明しないとうまくできません。

この「数字カード法」は、当然ながら、きちんとした研究成果に基づくものです。8歳未満での幼児でのIQ（gF・g）向上法として、私たちが世界で初めて発見・開発しました（今世紀の初め頃に北米での国際学会で最初に発表した際には、画期的な方法としてかなりの反響が欧米ではありました――日本ではその画期性が分からなかったようです）。その後、数字カード法での「汎化性」を見つけ、発達障害の改善に応用してきた、という経緯があります。

ただ、この方法は、私自身がきちんとお教えしないと、「疑似訓練」になってしまい「澤口のワーキングメモリ訓練法（数字カード法）には効果がない」という誤解が生まれ、広がりかねません。また、発達障害のお子さんの場合、「HQプロファイル」に応じて、方法を変えたり工夫したりすることもあります。

こうした性質があるので、この方法にここで言及すること自体が適切ではなかったかもしれません。

しかし、「科学的なワーキングメモリ訓練法」が厳然としてあり、その方法でIQが大きく向上するのみならず、発達障害も根本的に（脳機能レベルで）改善できる、ということを伝えたかったので、あえて言及した次第です。

科学的なワーキングメモリ訓練は確かに有意義ですが、そのような訓練をしなくても、ワーキングメモリを使うことをすれば、この脳機能は自ずと向上します。

また、私の行っているワーキングメモリ訓練では原理的に起こりえないことですが、訓練によっては「ワーキングメモリ能力だけが伸びる」ということが起きかねません（実際にそうだ、という調査研究もあります）。

ワーキングメモリを訓練以外でも使わなければ、いくら訓練しても無意味です（私の方法では、一日10分程度、期間は2～3か月にしているのは、こうしたことを避けるため、という理由もあります）。

前項（5歳）でも強調したように、ワーキングメモリは社会関係で強く使われます。ですから、「集団遊び」をしていれば十分です。また、「好奇心に基づく遊び」には「主体的に考える」という要素があります。ワーキングメモリは「思考」の基礎でもあるので、「好奇心に基づく遊び」でも、ワーキングメモリは使われつつ鍛えられるはずです。

この年齢以降では「創造的な遊び」がかなり重要になります。

「好奇心に基づく遊び」でも創造性は自ずと入りますので、そうした遊びをどんどんさせて下さい。絵を描いたり、オブジェを作ったり、ということでもいいです。砂場遊びも相当によく、自分の好きなオブジェを砂で作り、崩し、また作る、ということで創造力がかなり鍛えられます。

ワーキングメモリは創造性と深く結びついていることが分かっていますから、こうした遊びで創造力のみならずワーキングメモリ能力も向上します。

この種の遊びを母親と一緒にする、ということもかなり意味のあることです。母子コミュニケーションはこの年齢でも重要なので、遊びに多少関わって下さい。ただし、褒《ほ》めすぎや干渉のしすぎはむしろマイナスですから、たまに一緒にする、という程度で十分です。

創造力は、国家的・社会的にも求められている、ということもあって、創造力を伸ばす方法が少なくとも欧米では模索されています。その中で分かったことは「幼児期で創造力を伸ばすことの重要性」です。その方法は、特別なものではなく、今述べたような「遊び」で十分であることも示されています。

ついでに言えば「いたずら」はかなり重要です。いたずらには創造性が伴うことが多い、というのがその理由のひとつですが、いたずらには「相手をだます」という要素が入ります。そして、相手をだませる子どもほど頭がいいということが分かっています（頭がいい、というのは、ワーキングメモリ能力やＩＱ、つまりはＨＱが高い、という意味です）。

他者の心身に危害を与えるようないたずらは論外ですし、いたずらをさせるように大人が仕向けることも難しいですが、多少のいたずらを許容する、ただし、不適切ないたずらには罰を与える、ということは、脳の発達にとって意味のあることです。

〈注意すべきこと〉

前項（5歳）と同じです。

非科学的な英才教育はしない、発達障害的な症状があっても非科学的な改善法はしない、ということに尽きます。

7歳 84〜96か月

これまで述べてきたことを7歳未満でしてきていれば（あるいは、すべきではないことをしなかったら）、発達障害は発症しないか、発症しても軽度なはずです。

軽度な場合、「脳の個性」とみなせますから、心配は無用どころが、将来が楽しみです。もちろん、普通学級に行けますし、行かせるべきでもあります。発達障害的な症状が多少残っていても、普通学級に行くことで改善されます。

それでも、この年齢で「発達障害」と診断された場合、かなり大変です。本来なら普通学級に行かせるべきですし、そのことが、発達障害の改善につながります。しかし、発達障害と診断された子どもが小学校の普通学級に行くことは制度的にも困難です。

ただし、改善法は、もちろんあります。

「小学生」という状況を考慮した場合、「友人との集団遊び」や「好奇心に基づく遊び」はあまりできないと思います。仮にできても7歳になると即効性があまり期待できないので、改善には時間がかかります。サッカーやバスケットボールなどの「ルールのある集団遊びに近いスポーツ」も改善効果はありますが、やはり即効性がありません。ピアノ稽古や算盤《そろばん》も相当にいいのですが、同様です。

そこで浮かび上がって来るのが「テレビゲーム法」です。

7歳未満ではテレビゲームは脳の発達にマイナスですが、7歳頃からは、脳の発達にプラスで発達障害改善効果をもつテレビゲームがあります。具体的には「ゴーカートゲーム」や「SATのようなゲーム」です。

SAT(Special Assault Team 特殊急襲部隊)のようなゲームでは、「敵は撃ってもいいが、味方や民間人は撃ってはいけない」というルールがあります、このルールに即したSAT的なゲームは、「選択的注意」と「実行機能」の向上につながります。「ゴーカートゲーム」では「注意をそらしたらコースから外れたり他車と衝突したりする」「ブレーキを踏んで止まったり、アクセルを踏んで加速したりする」という要素が入っていますから、やはり「選択的注意」と「実行機能」の向上が期待できます。

あまりに攻撃的なゲームは攻撃性を高めますし、場面が頻繁に変化すると「過刺激」になるので、よくありません。しかし、「一部のテレビゲームは、下手な改善法よりも効果がある」という調査もあります。発達障害の子どもをもつ脳科学者の中には、自分で選んだテレビゲーム(欧米ではビデオゲームといいます)をさせることで、自分の子どもを改善している人もいます。

このテレビゲーム法は、ADHDには特に効果的です。ADHDでは「選択的注意」と「実行機能」が大きく低下しているからです。

自閉症スペクトラムでも、「選択的注意」と「実行機能」が低下しているケースがありますから、やはり、改善効果が期待できます。精神遅滞（知的障害）やＬＤ（学習障害）でも基本的に同様です。

〈**補足**〉

本来なら、小学校では普通学級に行くべきですが、行けなかった場合、テレビゲーム法などで早急な改善を図り、普通学級に行かせるようにして下さい。

ただ、「普通学級だからいい」と断言できないのが、悩ましいところです。

いくら普通学級とはいえ、教育や子どもの扱い方は実際問題として様々だからです。端的に、どのようにしたら脳を適切に育成できるか、ということを知らないか、知っていても実践できない教師・小学校が発達障害を改善させることは難しいです。健常児に対しても脳科学的に適切な教育・扱いをしていない場合もあります。

しかし、小学校に行かせることは「保護者の義務」ですから、小学校に行かせるしかありませんし、行っている時間も長いです。その小学校で不適切な教育・扱いをされたら、ドーニモなりません。７歳未満まで適切なことをしてきたことで向上した脳機能（とくにＨＱ）やＩＱを低下させるようなことをされては不幸としか言いようがありません。

あくまでも、「脳の育成」という観点からですが、適切な教育や扱いを受けられる小学校・学級に行けるかどうかは、まさに「運」の範疇《はんちゅう》になってしまいます。

この欄を〈注意すべきこと〉ではなく〈補足〉にしたのは、そのためです。親ごさんがいくら注意しても、避けられないことはあります。

脳科学の成果・知見を取り入れた教育は、欧米ではかなり発展してきています。初等教育でもそうですが、「10代の脳」の研究が進んできたせいで、思春期以降の教育でもそうです。

しかし、小学校に限っても、日本では、「小学校教諭免許取得のための学部（教育学部など）」で脳科学をきちんと教えている所は少ないです。小学校教諭免許を取得するために脳科学をきちんと学ぶ必要もありません。

まともな脳科学・脳教育学・脳育成学を知らない教師が、小学校低学年という脳の発達に重要な期間で子どもたちの脳を適切に扱えるとは思えません。「左右脳の二分法」などの似非脳科学に基づく教育をされたら、脳の発達にマイナスの影響を及ぼす可能性すらあります。

「女子は理系に向かない」という誤った考えを教師が無意識にも抱いているだけで、女子生徒の理系嫌い・離れが進むというデータもあるくらいです。間違った脳科学的な考えをもって教育されたら、どうなるか分かりません。似非脳科学的知識など持たないほうがいいですが、かといって、脳科学を知らないと、やはり、適切な教育をすることは難しいと思います。教育の本質は（自覚があるかどうかは別として）「脳の育成」にあるからです。

今述べたことは、発達障害やその傾向のある子どもには、特に言えることです。発達障害は脳機能障害です。発達障害傾向でも、一部の脳機能の低下が伴っています。軽度な発達障害は「脳の個性」とはいえ、そのように考えて適切に扱えることができる人は、脳科学（さらに人類進化学）を知っている人です。

小学校で適切な教育・扱いが受けられるどうかは、やはり「運」としか言いようがありません。「楽観的な人ほど運がいい」という調査研究がありますが、その「運」は自分の「運」です。親ごさんが楽観していても、子どもの「運」とは無関係です。

しかし、この本で書いてきたような生活を心がけ、お子さんの様子に注意を払っていれば、親子で乗り越えられない壁はありません。

そして、親ごさんが楽観的なら、お子さんの脳の発達にとってプラスになる「運」に恵まれるかもしれません。親の不安や悲観は、生誕時からずっと、子どもの脳の発達に悪影響です。

だから、楽観して下さい――仮にお子さんが発達障害であっても、改善は可能なのですから。

6章

「教育相談」を受けた人の話

この章は、編集部による構成です。

Bさんの話

私は、ふたりの男の子の母親です。

長男は、現在6歳。次男は、4歳で子育てに忙しい日々を過ごしています。

長男が、5歳で、澤口先生の教育相談を受けました。そのことは、わが家にとって、素晴らしいギフトになりました。

1歳半健診で「言葉が遅い」と言われる

長男は、胎盤が先にはがれてしまったため、8か月の早産となり、そのため体重が1520グラムの低出生体重児でした。そして、1歳半健診で「ちょっと言葉が遅い」と言われてしまったのです。私自身も長男の成長に不安を感じていましたが、3歳頃までは診断がつかないだろうし……と考えて過ごしているうちに、次男を妊娠し、時間があっという間に過ぎていきました。

次男の10か月健診のとき、同行していた長男の様子を見た保健師さんから「相談に行ったほうがいいですよ」と声をかけられました。落ち着きなく走り回ったかと思えば、床に寝そべり、ミニカーのタイヤを凝視し続ける様子が気になったのだと思います。3歳直前のことです。

5歳で「教育相談」を受ける

長男は、幼稚園に入園前から、発達に不安のある子ども向けの療育をやっている市のセンターに通いました。ある日、そこで出会った方から、「澤口先生のテストを受けに行って、カードを教えてもらったのだけど、やってくれなくて……」というお話が出たので、「その人誰?」「カードって何?」と尋ねたのが澤口先生を知るきっかけでした。

人間性脳科学研究所のウェブサイトをチェックしてみた時、たまたま教育相談をキャンセルされた方がいたということで、相談者の募集をやっていました。これはとてもラッキーなことでした。トレーニング用のカードも取り寄せました。教育相談の申し込みが済むと、チェックシートが送られてきました。そのシートに記入し、指定された日に持参して研究所へ向かいました。

最初は、シートに目を通された澤口先生の面談です。澤口先生は、実際に対面してみると、テレビで見るより、強烈な個性を感じる方でした。

面談の後、長男は澤口先生による脳機能テストを受けました。そして、テストの結果は無事にしっかりと出てきました。ちなみに澤口先生の脳機能テストの結果は、欧米式ＩＱ１１１。ワーキングメモリ85でした

※編集部による補足：日本で測定する知能指数ＩＱは学術的に古いことがあるので、澤口氏がＩＱを測定する場合、「欧米式ＩＱ」を測定します。日本の幼児の平均値は約１１５です。

実は、３歳９か月の時、発達相談センターで発達検査を受けたことがありました。そのときは、一般的なＩＱとは違うものですが、ＩＱと同じような位置付けの数値が69という結果でした。こ

の数字は、70以下は知的障害児になってしまうと言われたものです。そして、児童相談所で翌年12月（4歳時）に療育手帳の取得のために受けた発達検査の結果は、IQ89でした。以前の数値と差が生まれましたが、これが彼本来のIQではないかということでした。その結果、長男は、知的障害ではないけれど、平均よりは低いと言われたのです。そして、IQ89は、今後変わることはないだろうとも言われました。

教育相談日に、就学のため9月に、ウィスク（5歳0か月〜16歳11か月の子どもを対象にした、世界でも広く利用されている児童用発達検査。教育委員会が、普通学級か特別支援学級か見極めるためにやるテスト）を受ける予定になっていると澤口先生に話したところ、「この数字カードを続ければ100は超えますよ」と言ってくださいました。その言葉を信じ、数字カードのトレーニングを続けました。

心理の先生が結果に驚いた

そして、9月24日にウィスクを受けました。結果は、IQ103。上がらないと言われたものが10以上も上がっていたのです。ちなみに、ウィスクは、他のテストに比べて数字が低く出る傾向があります。（田中ビネーが89くらいの子だと、ウィスクでは80くらいになることが多いとテスト前に聞きました）この結果により長男は、普通学級へ通えることになりました。

ウィスクの結果が、IQ100を超えたので、3年間お世話になっていた心理の先生が「あれ？」とびっくりしてしまいました。

　ワーキングメモリも85から、3か月で106まで伸びました。本当に嬉《うれ》しかったです。澤口先生に「IQもあがりますよ」と言ってもらうまで、「本人が障害とうまく付き合っていくための療育です」と言われ続けてきましたから、この改善結果がどれほど嬉しかったことか。IQが上がると言われたのははじめてのことでした。

　夏休みの間に、親子でカードを頑張って、夏休み明けに幼稚園にお迎えに行った時、担任の先生から「○○くん、夏休みの間に別人になりましたね」と言われたのです。先生の説明によると、まず、教室に入れるようになったこと。これまで、毎月のお誕生会に遊戯室に入れなかったのですが、最後まで座っていられたというのです。さらに、司会者にまで立候補したそうです。以前は、自分のやりたいことをやりたいというだけの子どもだったのが、みんなでやる催しものの一員として参加したいと言ったことに、担任の先生は驚いたのです。


　幼稚園の年長の1学期まで、普通学級は難しいと言われていた長男が、小学1年生の1学期の通知表は、いちばんよいのがふたつ、あとは普通でした。算数と図工で「いちばんいいところ」に丸をもらいました。長男は、計算が得意なのですが、文章問題は最初のころできなかったのです。ところが最近、急にできるようになってきました。あと、「ピアノと算盤《そろばん》もおすすめです」といわれているので、あせらずひとつずつ始めていきたいと思います。

Cさんの話

私は、10歳女の子、6歳男の子の母です。
長女の話をします。年少組で幼稚園に入園、4歳で発達障害の診断を受けました。
幼稚園と並行して療育センターも通級という形で過ごしていました。
そして、6歳の時に澤口先生の教育相談を受けました。

こだわりの強かった長女

療育センターで、「言葉よりもこだわりのほうが問題ですよ」と言われ、長女のこだわりの強さに気付きました。例えば、家の近くにあるスーパーからの帰り、道順が違うとダメだったり、スーパーの中でも、いつもとルートが違うとダメだったり、靴も、同じ物でないと履けない、受け答えも同じでなくてはいけないなど、こだわりの強さが出ていました。

受け答えは、私の「だよね」と「そうだよね」というちょっとしたニュアンスの違いもダメです。いつも同じ言葉のニュアンスで返さないと、泣くか怒るか。本人は、言葉が出ないので、会話のやりとりが大変でした。

正直、育てにくいなぁ〜、と感じたものです。ですから、子育てを楽しむ余裕がなかなかもてなかったのは事実です。本人も何か言いたい言葉があるのに、言えないもどかしさがあって、常に泣いたり怒ったりしていて、大変だったと思います。

教育相談のきっかけ

私は、澤口先生が出演している『ホンマでっか!?TV』（フジ系列）という番組が好きで、毎週見ていました。あるとき、澤口先生は脳科学者だから「この先生は何かしてくれるのではないか?」と思いついたのです。それで先生のホームページを検索してみたら、「発達障害を改善できます」と書かれているではありませんか。すぐにメールでコンタクトしました。

長女は、小学1年生（6歳）になっていました。

澤口先生に診断していただいたのは5月頃です。3月くらいに申し込んで、少し待ちました。療育センターで「特別支援学級に行くか普通学級に行くか半々です」と言われ、「普通学級に行くなら、フォローしてくれる先生をお願いしたほうがいいでしょう」という話があったので、事前に校長先生に会って相談し、1年生の担任は、ベテランの先生のクラスに入れてもらっていました。

ワーキングメモリが低いので注意が必要と指摘を受けた

申し込みをすると、事前にアンケートが送られてきたので、書いて持っていきました。先生のホームページには、「改善する」と書かれていたので、改善するために、どういうことをするのかなとワクワクしながらアンケートの記入をしたのを今でも覚えています。

先生の面談の後、脳機能テストを受け、結果は、欧米式IQ127、ワーキングメモリ79でした。先生の説明によると、欧米式IQは、日本の平均的幼児より上なので、問題はない。けれど、ワーキングメモリが低いので注意が必要だということでした。

そして、数字カードの指導を受けました。

シールをご褒美に数字カードを始めた

数字カードを毎日するために、まず、ごほうびのシールを貼る台帳を作り、子どものやる気と楽しみをもたせることにしました。長女の場合は、1日1回10分間、親子でひたすらカードに取り組みました。カードをすると、シールを貼れるので長女も楽しんでしていました。3枚から始め、正解率を私がノートに記し、正解率が90~100パーセントになったら、次の段階に進む方法をとりました。そして、シールが50枚になったら、何か買ってあげると、にんじんもぶらさげました。数字カードは、全《すべ》ての子どもによいというので、現在は、長男にもさせていますが、わきで長女もやりたがって一緒にしています。

4か月後、再び澤口先生の研究所を訪ねました。

先生から、「1か月ぐらいで数値が上がるでしょう」と言われていたので、上がるためならと、毎日、1日10分間。必死で頑張りました。

長女と普通に会話が成立するようになった

カードを始めてから先生を訪ねるまでに、長女の聞き取り能力が変わりました。長女はそれまで、聞き取りが苦手で、私が普通にしゃべると、「難しい」「早い」と怒っていました。ですから、分かりやすく、何度も何度も同じことを言ったりしていました。ところが、カードを始めて1か月ほどすると、普通に会話のやりとりができるようになりました。

その頃から、言った内容を繰り返す回数が減っていき、お互い、毎日が楽になりました。就学時、長女は、「聞き取り能力が悪く、指示が通りにくいから、特別支援を考えては」、と言われたこともあったので、聞き取り能力がいちばんの悩みでした。その問題が改善されたのです。私も長女もとても嬉しかったです。

4か月後の脳機能テスト2回目の結果は、欧米式IQ126と変わりありませんでしたが、ワーキングメモリが102となり、平均的になりました。そのため、聞き取りができるようになり、会話が成立するようになったのです。

澤口先生に「大丈夫、この子はよくなる」と言われ、すごく安心できました。それまでは、改善すると言われたことがなく、環境を整えましょうとしか言われてきませんでした。

長女は本当に改善したので、感謝しています。澤口先生に「改善する」と言われて、生きる希望が出てくる感じでした。子どもの将来が広がるなと強く思いました。

おわりに

「発達障害は生まれつきなので、改善などできない」――本書を読んで頂いた方なら、この「常識」はまさに「非常識」であることは（少なくとも8歳未満の幼少期に関しては）、もはやいわずもがなでしょう。

ただ、あえて言えば、この「常識」には一理あります。根本的に間違った説がこれほど長く深くあり続けることは想定できません。本来の発達障害には遺伝性があり、多くの遺伝子とその変異が関与します。その意味で「発達障害は生まれつき」ですから、この点は間違っていません。

問題なのは、「生まれつきなので、改善などできない」という考えです。「生まれつき」は「改善できない」の根拠にはなりません。ロジックが破綻していて、意味不明です。

「発達障害は生まれつきなので、改善できない」と主張している人に、「どうして改善できないとおっしゃるんですか？」と尋ねたことがあります。返答は「生まれつきだから」です。

「私がお聞きしているのは、生まれつきだから改善できない、というその根拠です」と言い換えても「生まれつきだから、改善できるわけないじゃないですか」という答が返ってくるだけです。

私がさらに質問しようとすると、その方は私の言葉をさえぎって「自分の子育てのせいで障害児にしてしまったんではないか、と苦しんでいる保護者がたくさんいるんです。でも、発達障害は生まれつきで、自分の子育てのせいではないと分かれば救われるんです」と、論点をズラしました。

科学的には不毛な会話でしたが、その方の「思い」は推測できました。いわゆる「冷蔵庫母親説（refrigerator mother theory）」（あるいはそれと類似した説）を否定したい、という「思い」です。

この説は、とくに自閉症スペクトラムに関するもので、20世紀の半ばから後半にかけて流布したものです。詳細は省略しますが、自閉症スペクトラムの原因は「母親の冷たい育児にある」という説です。

自閉症スペクトラムの遺伝性も関連遺伝子も環境的リスク要因もよく分からなかった時代において、「冷たい子育てのせいで子どもが自閉症スペクトラムになった」と言われれば、親御さんは苦悩するのは無理からぬことです。周囲から「冷たい母親」という眼《め》で見られれば、苦悩はさらに増してしまうでしょう。

冷蔵庫母親説の「亡霊」が未《いま》だに飛び交っていて、自閉症スペクトラム以外の様々な発達障害まで取り込んでいる、と考えれば、「発達障害は生まれつき」ということを強調したいのは理解できます。「発達障害は生まれつきで、子育てのせいなんかではありません。だから、自分を責めないで、お子さんとうまく付き合っていきましょう」といったことを言われれば、親御さんの苦悩は多少なりとも軽減されるかもしれません。

しかし、こうした言い方は非科学的言説の典型です。社会的には無責任な話です。聞こえはいいかもしれませんが、要するに「障害児は適当に扱え」と言っているにすぎません。

もちろん、今の話は「発達障害をめぐる様々な言説・話」の一例でしかありません。ただ、このことと対応する形で「障害児の対処法を学ぼう」とか「発達障害には対症療法しかない」といった話がかなり流布していることは確かです。

その一方で、「発達障害は○○で治る」という雑多な情報も飛び交っています。発達障害を「商売」にしようとする人たちや業者も増えているように見えます。科学的で適切な改善法は厳然とありますが、非科学的な改善法のせいで改善どころか悪化させてしまうことも往々にしてあります。さらに、「電子レンジ母親」とでもいうべき保護者による熱心な「非科学的な幼児英才教育」によって、発達障害的な子どもを「作成」してしまうケースすらあります。

「はじめに」でも強調したように、発達障害をめぐる状況はまさに「混迷」の一途です。

本書を読んで下さった方は、こうした混迷から抜け出したはずです。
発達障害は脳機能障害——前提はこの科学的事実だけで十分です。この点は本文でもくどいくらいに繰り返しましたが、先天的だろうが、後天的だろうが、どのような発達障害も脳機能障害です。この正しい前提に立てば、後はごくシンプルで、混迷とは無縁になります。障害されている脳機能を適切な方法や環境で向上させればいいだけの話です。そうすれば、改善のみならず予防もできます。

本来の発達障害には確かに遺伝性があり、関連した遺伝子や遺伝子変異も多数知られています。このことを前提にしても、ネガティブになる必要はありません。進化的にみれば、「発達障害は適応的に有利な側面があるため、関連した遺伝子群が今も残っている」とみなせるからです。実際、ＡＤＨＤや自閉症スペクトラムの有利性は、現代社会でも実証されています。「障害児」はその症状がさほど悪化しなければ「個性的な脳の持ち主」として、社会に貢献できる人物になれるのです。

現時点では「全ての障害児に有利性がある」とは残念ながら断言できません。しかし、本文で何回も強調した通り、「障害児」を現代社会に適応できるレベルまで改善させることは（一部の例外を除けば、そして幼少期であれば）可能です。

ただし、発達障害は脳機能障害、という正しい前提に立っても、適切ではない方法や環境では改善は困難になります。予防も難しいです。家庭に限っても、すべきこと、してはいけないことがあります。そして、すべきことをして、してはいけないことをしなければ、発達障害は改善も予防もできます。まさに、本書のタイトル通りのことです。

本書の内容はタイトル通りですし、発達障害に関わる誤解と混迷を一掃しようと意図して書きました。もちろん、発達障害のお子さんをお持ちで苦悩している方々をなんとかしたい、という強い思いもベースとしてありました。だからこそ、具体的な方法（すべきこと、してはいけないこと）に多くのページを割いています。それらの方法で（くどいですが）発達障害は改善も予防もできるはずです。

とはいえ、本来なら、「発達障害」と診断されたお子さんを私自身が扱うべきだと思っています。そうした「教育相談」を私は何年も続け、多くの「障害児」で改善に成功してきたことは本文でも述べた通りです。

教育相談で扱ってきたお子さんたちは、症状とその程度は様々です。同じ病名（たとえばＡＤＨＤ）でも、脳機能検査（ＨＱテスト）をすると、低下ないし障害されている脳機能も低下の程度も様々です。

発達障害改善の理論・原理はごくシンプルで一定していますが、実際の改善法はお子さんごとに異なります。改善法の根幹としての「ワーキングメモリ訓練（数字カード法）」にしても、お子さんごとに工夫する必要があります。この方法を使えないお子さんもいます。その場合、別の方法を採用しなければなりません。お子さんごとにまさに臨機応変に対応することが発達障害改善の要になります。

私自身が扱うのがベストであることは自覚していますが、そして、私事にわたって恐縮ですが、諸般の事情のせいで、私が扱えるお子さんの数には自ずと限度があります。相談を申し込まれた方々を何か月も（場合によっては1年も）お待たせさせてしまうことも少なくありません（発達障害の改善には月齢的な問題があって、月齢が高くなりすぎると改善が難しくなるにもかかわらず、です）。さらに、教育相談で行った脳機能検査（ＨＱテスト）の解析とそれに基づく「ＨＱ測定結果」という報告書を書く際にも相当なエネルギーと時間を使いますので、報告書をお送りするまでに時間がかかることもしばしばです。まことに心苦しい限りです。

本書は、こうした事情もあって書いたという側面もあります。つまり、私の所に来る前に、本書を読んで頂きたい、ということです。

本書では「教育相談」の現場でしていることをかなり記載しています。親ごさんたちに現場でしているアドバイスも随所で書いています。私自身が扱うまでもなく、本書を読んで頂ければ、親ごさんたちは適切な対応ができると思いますし、改善も図れるはずです。それでも改善できない場合、私の所に来て頂く、という方略です。

こんなことを書くと「お前は手抜きしたいのか」という批判が来るかもしれませんが、そうではありません。むしろ、逆です。

私は本書を手抜きせずに（かなりの時間とエネルギーを割いて）書きました（数千本の英語論文も参照しています――本書の性質上、引用文献紹介は省略しました）。なので、本書を読んで頂ければ、私の所にお越しになった場合、これまで以上の「密な相談」ができるにちがいありません。端的に「発達障害が改善できる根拠」や「発達障害の進化的意味・有利性」などを解説する必要はなくなり、教育相談での時間をより有用に使えます。親ごさんたちが一番知りたいこと、つまり「真の発達障害かどうか」ということや「具体的な改善法」などに集中して時間を使うこともできます。もちろん、本書だけで改善が図れるケースも多いはずですから、本書で改善ができなかった少数のお子さんに集中することもできると思います。

教育相談で手抜きすることはこれまでも一切ありませんでしたが、本書を読んで頂ければ、さらに有用な相談ができるはずなのです。

私的な話になってしまいましたが、公的なことをかなり意識して書いたという側面もあることをあえて強調しておきたいと思います。

本書を読むのは、発達障害かその疑いのあるお子さんの親ごさんたちが主だと推測しています。ただ、本書には「発達障害に関わる誤解と混迷を一掃する」という意図が相当にあります。なので、今述べた方々以外に、発達障害に関わる多くの人たちに本書を読んで頂きたいと思っています。「障害児」を扱っている人は、むろん、私だけではありません。特別支援学級・学校の先生方を含めた多数の方々が相当な熱意・愛情と努力をもって「障害児」を扱っていることを私にしても当然ながら知っています。ただ、そうした方々が「誤解」をもっていてはドーニモなりません。非科学的な方法論を採用している場合、本来なら改善できる「障害児」も改善できなくなってしまいかねません。

本書は「これで十分」ということを意識して書いたものですが、「完璧」なものなどこの世に存在しません。本書にしても、不十分な点や批判すべき点もあるだろうことは承知しています。

しかし、「発達障害は脳機能障害」という点は真実です。この真実から演繹される方法論を適切に使うことが有意義なことは間違いありません。ですから、発達障害を扱っている方々に本書を読んで頂ければ、障害児改善の現場自体がそれこそ改善するはずです。

この文脈で述べれば、地方自治体や政府レベルにまで本書の内容が伝わってほしいと思っています。「社会に適応的ではない障害児」が増えることは、社会的・国家的にも大きな問題です。しかし（くどいですが）発達障害は改善も予防もできます。また、「障害児」は人類多様性を作る存在であり、社会的に意味のある人たちです。少なくとも一部の「障害児」は、その独特な脳的個性によって、社会に貢献できます。つまり、適応的ではない「障害児」を減らしつつ、「障害児」を適応的なレベルまで育成することは十分に可能であり、かつ、有意義なことなのです。こうしたことを踏まえれば、適切な法律・条例や政策も導かれるはずです。

少し大げさになりましたので、具体的かつ実現できそうな「私的な本音」をあえて言いますが、私のような人材が増えてほしいというのが正直なところです。私個人が扱える「障害児」は（くどいですが）限られます。「障害児」をきちんと（科学的かつ適切に）扱える人材を大学などで数百人ほど育成するだけで、現状は変わると思います。

もちろん、「既にそうしている」という反論が地方自治体や政府などから来ることは想定しています。「特別支援学校教員免許状」があって、公的現場ではその免許状を取得した方々が「障害児」を扱っているからです。私はそのような方々に敬意を払っていますが、しかし、現状は…。

あえて言うまでもなく、本書の存在自体が、「きちんとした人材の少なさ」を端的に物語っています。残念なことです。

本書が広く読まれれば、発達障害をめぐる状況は多少なりとも変わるでしょうが（そのために書いたので、大きく変わってほしいです）、それでも私自身は「教育相談」を（これまでと同様に）続けて行くことが「天命」の一つではないかと密《ひそ》かに思っています。本書にはその再確認といった意味合いがあることに、ここまで書いてきて気付きました（ヤレヤレ）。

最後になりますが、本書を書く上でお世話になった方々、とくに笹山薫氏と小川美奈子氏に感謝したいと思います。本書はもっと早く出版される予定でした。しかし、「自分が納得できるまで書きたい」という私の思いを快く（？）受け入れて下さり、何か月も待ってくれました。私は、こんなに遅れては世に出ないのでは？　と危惧しつつも、「これで十分」と思えるまで書き続けたものです。その危惧が杞憂《きゆう》に終わったのは、ひとえに、両氏の寛大さにあります。ありがとうございます。

改めて思えば、愛犬「カムイ」が死去して以来、私を個人的に支えてくれているのは、家内一人になってしまいました。「教育相談」も家内と二人でしています。男女の性格は金星と火星ほど違うという説がある中で、私のことを地球並に分かってくれているのは家内だけで、ありがたい限りです。

この本の成り立ち上、感謝したい人たちはたくさんいます。本書の「事例」として書かせて頂いた親ごさんたちとそのお子さんたちです。そして、その他の、多くの親ごさんたちとお子さんたちにも。

お子さんが改善したときの親ごさんたちの笑顔、お子さんたちの（発達障害という診断など吹っ飛ばすような）元気な姿…。

教育相談ははっきり言ってとても疲れます。毎週のように出てくる関連論文を精査して相談に活《い》かすのも大変です。それでも続けているのは、改善に成功した際の親ごさんたちの笑顔とお子さんたちの元気な姿があればこそ、です。この場を借りて、改めて感謝します。

私が目指しているのは「発達障害」と診断されたお子さんたちが「立派な社会人」になることです。その姿をこの目で見ることができるほど長生きできるかどうか分かりませんが、きっとそうなることを私は信じ、そして、祈り続けています。

２０１５年　12月吉日

真冬が近づく足音の中で『月光』を聴きながら

澤口俊之

澤口俊之
さわぐちとしゆき

1959年東京都生まれ。北海道大学理学部生物学科卒業。京都大学大学院理学研究科博士課程修了。エール大学医学部研究員、京都大学霊長類研究所助手、北海道大学医学研究科教授を経て、2006年人間性脳科学研究所所長。2011年から武蔵野学院大学国際コミュニケーション学部教授兼任。専門は認知脳科学、霊長類学で、前頭連合野（前頭前野）を中心に研究。テレビのバラエティ番組では、科学的コメントを絶妙のタイミングで発言する科学者として人気に。主な著書に『幼児教育と脳』（文春新書）、『「学力」と「社会力」を伸ばす脳教育』（講談社）、『夢をかなえる脳』（WAVE出版）、『「やる気脳」を育てる』『脳をこう使えば、ボケない、太らない』（以上、小学館）など多数。

人間性脳科学研究所：http://toshi-sawaguchi.life.coocan.jp/

装丁・デザイン／ベターデイズ
著者撮影／五十嵐美弥（小社写真室）

発達障害の改善と予防
家庭ですべきこと、してはいけないこと

2016年2月1日　初版第1刷発行
2021年8月8日　　　第7刷発行

著　者　澤口俊之
発行者　小澤洋美
発行所　株式会社小学館
〒101-8001　東京都千代田区一ツ橋2-3-1
電話　編集03-3230-5450
販売03-5281-3555
印刷所　萩原印刷株式会社
製本所　株式会社若林製本工場

ISBN978-4-09-310841-6

制作／太田真由美・望月公栄・星一枝
販売／窪康男　宣伝／荒木淳　編集／小川美奈子